美容皮膚科医が教える

食べて美肌になる
糖質控えめご飯

タケダビューティークリニック院長

武田りわ 著

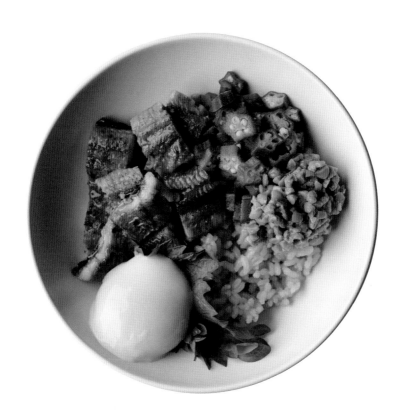

三空出版

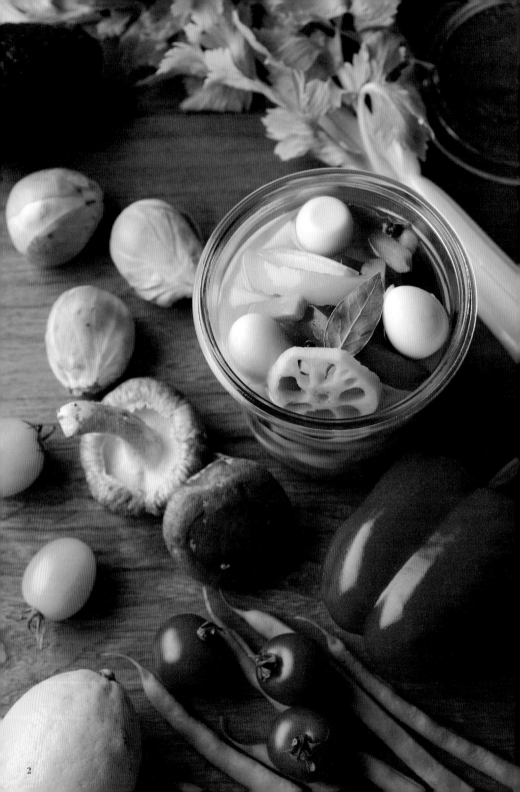

　私たちの肌は、約4〜6週間という一定のサイクルで新しく生まれ変わります。これを「ターンオーバー」といいますが、美肌を保つには、このターンオーバーのサイクルが正常に機能することが必要不可欠です。

　ターンオーバーで肌の細胞が生まれ変わるには、新しい細胞の材料と、細胞を合成するための物質が必要です。それは、化粧水でもなければ美容液でもありません。私たちが毎日食べている食事から摂る栄養なのです。

　現代の食事では、糖質ばかりが多く、たんぱく質や脂質、ビタミン、ミネラルが不足する「質的栄養不足」に陥りやすく、ほとんどの人が必要な栄養を欠いているといっても過言ではありません。それを回避するのが、本書で紹介したレシピのもとになっている「オーソモレキュラー栄養療法」です。

「ほとんどの病気の原因は、突き詰めてみれば栄養不足にある。未来の薬とは理想的な栄養である」

　これは、オーソモレキュラー栄養療法の提唱者であるライナス・ポーリング博士の言葉ですが、肌トラブルも栄養を薬とすることで根本的な解決に導くことができます。さらに、心の動きや精神活動も栄養の影響を受けているため、心まで整えることができるのです。

　生きている限り、栄養は一生摂らなければなりません。きちんと食べることがどれだけ健康と生活にプラスなるのかをもっと知り、食事に意識を向けるようになれば、心も体も楽になります。

　美肌+心身の健康のために、ぜひ美肌レシピを活用してください。

　　　　　　　　　タケダビューティークリニック院長　武田りわ

CONTENTS

2　はじめに

6　美肌に大切なのは栄養を足していくこと

8　食事によって肌は大きく変わる

10　肌トラブルに関わる三大要因とその対策

12　肌トラブル別のメカニズムと改善に必要な栄養素

17　食べるスキンケアで美肌と健康を手に入れましょう！

18　積極的に食べたい！おすすめ食材

19　できれば避けたいもの

20　美味しくて作りやすい！「食べて美肌になる糖質控えめご飯」レシピの使い方

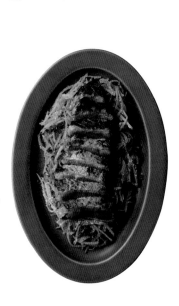

part 1　一品で満足できる美肌レシピ

22	メイン	牛しゃぶ肉のエスニック和え
24		牛ステーキとキャロットラペ
26		豚肉とキクラゲの卵炒め
28		塩豚のサラダおでん
30		ローストポークのたっぷり野菜サラダ
32		ゆで鶏のあさりガーリックソース
34		ごまたっぷり棒棒鶏
36		鶏肉とキャベツと里いもの塩麹煮
38		鶏ひき肉と豆腐のレンジ蒸し
40		レバーとささみ、しいたけ、れんこんのジョン
42		レバーのピリ辛ねぎだれ
44		蒸しサーモンと野菜の大葉ソース
46		鮭のソテーたらこレモンパセリソース
48		かつおのたたき赤玉ねぎソース
50		ぶりと大豆のチリコンカン風
52		ぶりのステーキバルサミコソース
54		いわしのガーリックソテー
56		うなぎと緑黄色野菜のサニーレタス包み
58		ししゃものエスカベッシュ（洋風南蛮漬け）
60		かきのチリソース
62	サラダ	鶏肉と野菜の焼きサラダ
64		鶏ひき肉とキヌアの和風サラダ
66		まぐろとアボカドの大葉ジェノベーゼ和え
68		サーモンとグレープフルーツのサラダ
70		たらことひよこ豆のレモンサラダ
72		じゃこと春菊の豆腐サラダ
74	スープ	野菜たっぷり肉すい
76		塩麹豚と大豆のポトフ風スープ

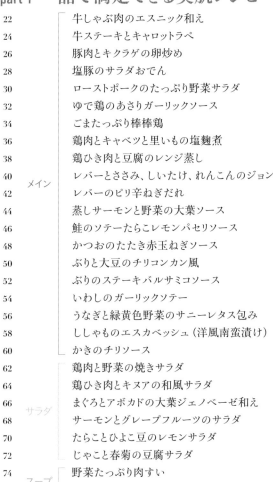

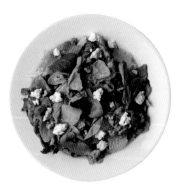

78	スープ	かきの豆乳チャウダー
80		あさりと鶏肉と豆腐のスープ
82		ガンボスープ
84		モロヘイヤとえのきのとろとろスープ
86	丼&麺	納豆ひき肉ガパオご飯
88		うなぎのスタミナ丼
90		サーモンとアボカドのわかめ丼
92		さんまのトマトソースパスタ
94		トマトとレタスの肉みそ麺
96	鍋	海鮮トマト鍋
98		鮭とたらこのさっぱり鍋
100		ひきわり納豆が決め手のキムチ鍋
102		エスニック塩レモン鍋
104		いわしの手開きのやり方

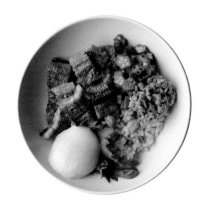

part 2 時間がないときのコンビニ&作り置き美肌レシピ

106	コンビニ	サラダチキンのよだれ鶏
107		コブサラダ
108		サラダチキンのオープンサンド
109		焼き鳥タッカルビ
110		さば缶スペインオムレツ
111		さばみそ卵とじ丼
112		ツナとブロッコリーのスープカレーパスタ
113		ツナカレー
114		オイルサーディンのパン粉焼き
115		魚肉ソーセージの豆腐チャンプルー
116	作り置き	ささみのキャロットラペ
117		レバーとこんにゃくのみそ煮
118		さばそぼろ
119		かきとえびときのこのアヒージョ
120		ナッツ田作り
121		うずらといろいろ野菜の甘酢漬け
122		塩漬けきのこ
		展開①ポークソテーのきのこソース　展開②きのこのトマトスープ
124		ナッツソース
		展開①サーモンのナッツソース　展開②グリルチキンサラダのナッツソース
126		あさりと豚肉とキャベツのさっと煮
127		アボカドたらこ

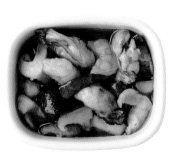

美肌に大切なのは栄養を足していくこと

美肌の基本は体を構成する細胞がスムーズに働くこと。栄養が足りないと、この働きはうまく機能しません。

「食べてはいけないもの」より、「食べなければいけないもの」にこだわる

　人の体は日々の食事から摂る栄養でつくられています。美容や健康に気を使う人は、食品添加物をはじめとした「食べてはいけないもの」にはすごく敏感です。確かにそれも間違ってはいませんが、避けるべきものをひたすら避けたとき、果たして本当に美肌や健康が手に入るのかというと、そこには疑問が残ります。実際は、食生活に気を配っている人でさえ、必要な栄養が摂れていないのが現状です。1日3食、栄養バランスにこだわっているつもりでも、摂れていたのはカロリーだけという、「質的栄養不足」に陥っている例も少なくありません。

　質的栄養不足とは、体のエネルギーとなる三大栄養素のうち、糖質はしっかり摂れているものの、たんぱく質と脂質は不足し、それらが体内でエネルギーとして働けるようにサポートするビタミンとミネラルも不足した状態。質的栄養不足に陥ると、体を構成する細胞がスムーズに働くことができず、肌荒れ、シミ、シワ、吹き出物など、肌のトラブルが続出します。

　美肌を目指すなら、肌をつくる細胞がスムーズに働くのに必要な栄養素を毎日補わなければいけません。「食べてはいけないもの」より、「食べなければいけないもの」にこだわり、栄養を足すことに目を向けることが大切なのです。これは美肌に限らず、ダイエットにも同じことがいえます。痩せようと思ったら、おそらくほとんどの人が何かを抜くことを考えると思います。例えば糖質を抜くダイエットなど、引き算はできるのですが、抜いたものの代わりのエネルギーはどうするのか、それはあまり重要視されていません。

　そういう意味では、肌は栄養不足のバロメーターです。体は一つしかなく、その体は日々食べたものだけでつくられているということを考えると、肌の状態が悪いのに内臓は元気ということはありません。その不調がたまたま目に見える肌に出たから、治療ができるというのはむしろラッキーです。万が一、不調が表に出なかった場合は、気づかずに体の見えないところで歯車が合わなくなっていることもあるわけです。肌の調子が悪いときは、栄養が不足しているだけでなく、全身の状態が悪いと思ったほうがいいでしょう。

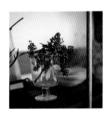

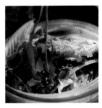

こんな人は「質的栄養不足」かも

3食ちゃんと食べていて、カロリーも足りているのに栄養が足りていない——。
それが「質的栄養不足」。肌の調子が悪いのも栄養不足のせいかもしれません。
以下のような食生活に該当する人は要注意です。

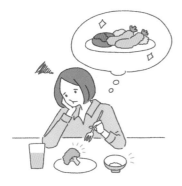

自己流で食事を制限する
ダイエットをしている

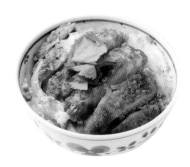

丼物や麺類が多い

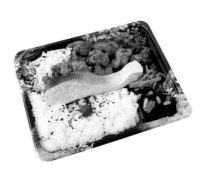

食事はコンビニのお弁当で
済ませることが多い

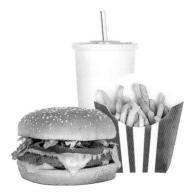

ファストフードばかり食べている

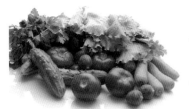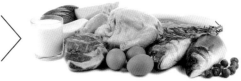

健康に気を使い、野菜中心の食生活にこだわっている

食事によって肌は大きく変わる

栄養素によって肌本来の修復力を高める
オーソモレキュラー栄養療法とは?

体に不足している栄養素を補い、肌トラブルを根本解決する

　肌トラブルは、皮膚を通して直接栄養素を入れるという方法で解決することもあります。だから美容皮膚科があるわけですが、外からの治療で肌がきれいに治ったとしても、体の中の栄養素が足りない状況が慢性化していれば、また同じ症状がぶり返し、根本的な改善にはなりません。それを回避するため、私のクリニックで取り入れているのが「オーソモレキュラー栄養療法（分子整合栄養医学）」です。人間の体には、本来、「自然治癒能力」が備わっています。オーソモレキュラー栄養療法は、その機能を毎日の食事から摂る栄養素によって最大限引き出し、体の不調や肌トラブルを根本解決に導く治療法です。民間療法ではなく、新たな医療の形として欧米からジワジワ広がりを見せ、日本でも開業医を中心に注目を集めています。きちんとした科学的根拠に基づいていることも私がおすすめする理由です。必要な栄養素の量というのは一人一人で異なっています。最大で20〜30倍もの開きがあるため、本来は血液検査をして、その人に合ったオーダーメイドの栄養指導が必要ですが、本書ではオーソモレキュラー栄養療法の考え方を参考にレシピを考案しました。

　右のページで紹介したのは、最新のオーソモレキュラー学会の中で認められた理想的な食事のバランスを示したイメージです。これによると、たんぱく質、野菜、全粒穀物を中心に、毎日たくさんの種類の食材を摂ることを推奨しています。中でも重要なのは、日本人に不足しがちなたんぱく質。たんぱく質は、人体を構成する約60兆の細胞の材料です。その細胞が働くために必要な酵素や、ホルモン、肌のハリを支えるコラーゲン、骨、筋肉、髪、爪、血液までも、何もかもがたんぱく質からつくられています。これを知れば、たんぱく質が不足すると体調不良や肌トラブルが起こるということも理解しやすいのではないでしょうか。また、たんぱく質を材料として細胞やホルモンなどをつくるには、それを助けるビタミンやミネラルが必要になります。特に8種類のビタミンB群（ビタミンB1、ビタミンB2、ナイアシン、パントテン酸、ビタミンB6、ビオチン、葉酸、ビタミンB12）や、ビタミンC、ビタミンA、鉄分、亜鉛は、美肌をつくるうえで欠かせない栄養素です。

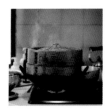

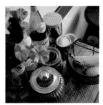

理想的な食事のイメージ

オーソモレキュラー学会でも認められている理想的な食事の最新版では、
毎日たくさんの種類の食材を食べ、加工食品を制限することを推奨しています。
以下のようなバランスの食事は、質的栄養不足のリスクも回避できます。

野菜
全体の1/2

できるだけいろいろな種類の野菜を食事全体の半分程度の割合で、たっぷり摂る。彩りを重視して、カラフルに！果物を取る場合は、できれば皮のまま、朝食で摂るようにして、食べすぎない。

たんぱく質
全体の1/4

豆などの植物性たんぱく質を多めに摂る。動物性たんぱく質は、常温で固まる飽和脂肪酸の多い肉よりも、必須脂肪酸であるオメガ3を多く含む魚が理想ですが、いろいろな種類のアミノ酸を摂取できるように、特定のたんぱく質に偏らないことがポイント。卵も積極的に。

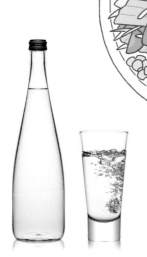

食事中は清涼飲料水やお茶ではなく、水を飲む。

全粒穀物の主食
（玄米など）
全体の1/4

主食には米なら玄米、パンなら全粒粉を使ったパンなど、食物繊維がたっぷり摂れるものを選ぶ。

※カナダフードガイド2019を参考に作成

肌トラブルに関わる三大要因とその対策

肌トラブルを引き起こす要因はさまざまありますが、代表的な例を紹介します。原因を知ると対策が見えてきます。

老化を促進する作用を食い止め
腸内環境を整えるのが美肌への早道

さまざまな肌トラブルの根本的な原因はおもに右のページで紹介した3つです。「糖化リスク」は、糖化によって変性したたんぱく質が、あらゆる場所に沈着して体内でいろいろな悪さを働きます。肌のハリや弾力を失わせ、たるみやすくなったり、シミやシワをできやすくしたりします。また、肌の透明感を失わせ、くすみの原因にもなるだけでなく、髪の毛のハリやコシまで失わせます。美容面だけではありません。動脈硬化、骨粗しょう症、脳の老化にも影響するため、アルツハイマー病の発症にまで関わります。糖化リスクは、体のあらゆる場所を老化へと導くのです。糖化は糖質の摂りすぎで起こりますが、糖質の分解にはたくさんのビタミンB群が必要になるため、糖質過多な食生活を続けるとたんぱく質から細胞などをつくるためのビタミンB群も足りなくなるという事態が起こります。糖化リスクを防ぎ、ビタミンB群の枯渇を防ぐためにも、糖質の摂りすぎには注意が必要です。

「酸化ストレス」は、体内で発生した活性酸素によって引き起こされます。活性酸素は、がんをはじめとするあらゆる病気や、老化促進の原因といわれています。細胞膜の脂質やDNA、たんぱく質、酵素などにダメージを与える作用を起こし、肌のハリを保つコラーゲンやエラスチンを破壊し、肌を硬く、もろくします。この作用は血管にも起こり、血液中の赤血球や脂質も酸化させ、体内の老化が促進。結果的に、がん、糖尿病、高血圧症、肺疾患を悪化させ、アルツハイマー型認知症を誘発することまで報告されています。体内で発生した活性酸素を減らすことはできますが、完全にゼロにするのは難しいといわれます。活性酸素を壊せるビタミン類を積極的に摂り、少しでも減らすことが現実的な対策です。

腸内環境と美肌の関係は密接です。美肌に必要な栄養素は口から入り、必ず腸を通ります。腸内環境が悪ければ、栄養素の消化吸収が進まず、免疫機能も乱れ、吹き出物の原因になるアクネ菌も増殖し放題です。腸内環境がいい状態であることは、オーソモレキュラー栄養療法の一番の支えといっても過言ではありません。毎食、植物性の発酵食品や善玉菌のエサになる食物繊維を摂るようにし、腸内環境を善玉菌優位な状態に保つ必要があります。

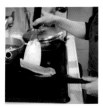

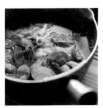

肌トラブル要因 1

糖化リスク

体内で余った糖質がたんぱく質と結合して加熱されると「糖化」という反応が起きます。それによりたんぱく質が劣化し「最終糖化産物（AGEs）」が発生。これが皮膚を構成するコラーゲンと結びつくとシミやシワ、たるみができます。

〔糖化のメカニズム〕

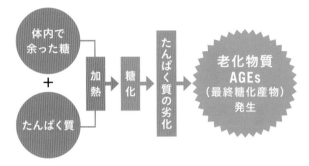

肌トラブル要因 2

酸化ストレス

体内に活性酸素が発生し、皮膚細胞が酸化するとメラニン色素が生まれ、シミの原因に、皮脂が酸化するとニキビの原因になります。真皮層にあるコラーゲンやエラスチンも破壊され、シワ、たるみの原因となり、肌の老化が進みます。

〔酸化ストレスのメカニズム〕

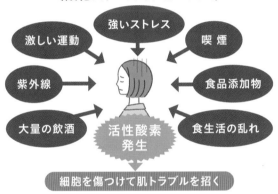

肌トラブル要因 3

腸内環境の乱れ

腸内環境は善玉菌2：悪玉菌1：日和見菌7の割合がベストとされますが、このバランスが乱れると悪玉菌が増殖し、腸内環境が乱れます。悪玉菌は有害物質を発生するだけでなく、免疫細胞も減少させ、自律神経も乱し、肌トラブルを助長します。

〔腸内環境の乱れで
肌トラブルが起こるメカニズム〕

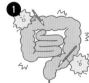
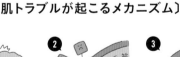

腸内に悪玉菌が増殖し腸内環境が乱れる

悪玉菌がつくり出した有害物質は血中に移動

有害物質が皮膚細胞に移動し、肌トラブルが発生

肌トラブル別のメカニズムと改善に必要な栄養素

代表的な肌トラブルは、どんなしくみで起こるのでしょう。
また、改善のために重点的に補うべき栄養素を紹介します。

くすみ

不健康そうに見えるくすみの原因は、多岐にわたる

肌が透明感やツヤをなくして血色が悪く疲れて見えたり、首よりも顔色が暗く見えたりする肌トラブルを「くすみ」といいます。原因は、顔に残った油分の酸化、洗顔による摩擦刺激、加齢によってターンオーバーに遅延が生じて角質がはがれずに残る、貧血による血行不良など、多岐にわたります。診察していて多いと感じるのは、顔全体にメラニンが蓄積し、顔全体がどんよりく

もったような顔色になっているパターンです。原因は違っていても、改善の要となる栄養素は、メラニンの生成を抑えたり、肌の酸化を食い止めたりするビタミンCです。また、貧血による血行不良が原因になっているくすみを改善するには、貧血自体を治す必要があるため、鉄分が欠かせません。栄養素を補うのと同時に、ふだんの洗顔の仕方も見直してみましょう。

〔くすみの原因〕

油分や過剰に分泌された皮脂の酸化でくすむ

乾燥などで古い角質がはがれ落ちにくくなり、厚く積み重なってくすむ

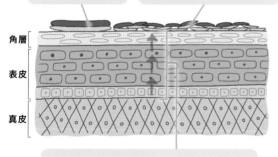

角層
表皮
真皮

血行不良で肌のターンオーバー※が乱れ、角質がはがれ落ちにくくなりくすむ

※ターンオーバーとは「表皮」の新陳代謝のこと

〔改善に必要な栄養素〕

ビタミンC
メラニンの生成抑制、抗酸化作用

ビタミンE
血行の促進効果、抗酸化作用

ビタミンA、βカロテン
ターンオーバー促進により角質がはがれる

鉄
血行促進効果

シミ（ソバカス、肝斑）

原因は紫外線だけじゃない。鉄不足でもシミは増える

シミは色素性の病変のことをいいますが、いくつかのタイプに分かれます。

摩擦や女性ホルモンのバランスの乱れなどの刺激で頬骨のあたりに左右対称に出る「肝斑」。紫外線の積み重ねで現れる「日光性黒子」（別名・老人性色素斑）。ニキビや傷など炎症が起きた箇所への色素沈着が原因の「炎症後色素沈着」などです。

遺伝により思春期から出てくる「そばかす」で悩んでいる人もいるかもしれません。そばかす肌の人は、年を経ると老人性色素斑ができやすいので、早めのシミ予防をおすすめします。いずれにせよ、シミの主犯であるメラニンの抑制に働く栄養素を補充しましょう。また、鉄が不足するとシミができやすいので、積極的に摂る必要があります。

〔シミができるメカニズム〕

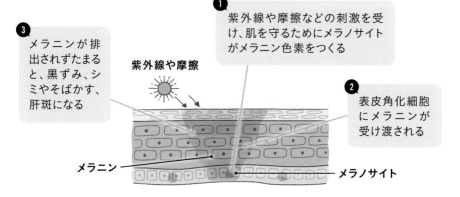

❶ 紫外線や摩擦などの刺激を受け、肌を守るためにメラノサイトがメラニン色素をつくる

❸ メラニンが排出されずたまると、黒ずみ、シミやそばかす、肝斑になる

紫外線や摩擦

❷ 表皮角化細胞にメラニンが受け渡される

メラニン

メラノサイト

〔改善に必要な栄養素〕

ビタミンC
メラニンの生成抑制、抗酸化作用

ビタミンE
血行を促進、抗酸化作用

亜鉛
細胞分裂に必須

リコピン
メラニン生成抑制

ビタミンA、βカロテン
ターンオーバー促進による
メラニンの排泄

鉄
抗酸化成分カタラーゼの生成

L-システイン（アミノ酸）
メラニン生成抑制、メラニン色素の無色化。ビタミンCと協力して作用する

肌荒れ（カサカサ肌、敏感肌）

肌の潤いのもとは水分ではなく「油」。脂質で中から潤いを！

　肌荒れの原因は「洗いすぎ」「擦りすぎ」によるものが多いのです。外からの要因ではない肌荒れの原因となるのは、たんぱく質、ビタミン、ミネラル、脂質不足。特に、カサカサ肌の人は、脂質不足になっている場合が多いのです。脂質といえば油です。ダイエットをしていたり、健康を気遣っていたりする人の中には、「油は体に悪い」と思っている人も多いかもしれません。なので、

油不足で肌がカサカサするというイメージが湧かない人もいるでしょう。

　そもそも肌の潤いのもとは、細胞と細胞の間を埋める「細胞間脂質」と「皮脂」です。これらは水分ではなく油。カサカサ肌の解消に化粧水をたくさんつけたところで、化粧水は水なので、根本解決はしないということです。バターやオリーブ油など質のいい油を摂って、体の中から補うのが正解です。

〔肌荒れのメカニズム〕

水分が蒸発する

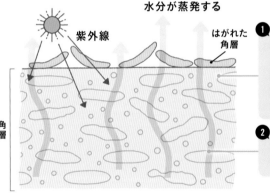

紫外線

はがれた角層

角層

❶ 過剰に紫外線を浴びる、栄養不足、摩擦、加齢などにより、紫外線や乾燥から肌を守っている角質層のバリア機能が低下したり、ターンオーバーが乱れたりする

❷ 乱れた角質細胞の隙間から肌の水分が蒸発し、肌がカサつく

〔改善に必要な栄養素〕

ビタミンA、βカロテン
ターンオーバー促進による皮膚再生

ビタミンB2・B6・B12
ターンオーバーを整える

ビタミンE
血行促進効果

ビタミンC、鉄
コラーゲンの原料

脂質
角質の細胞間脂質や皮脂の原料

亜鉛
細胞分裂に必須

吹き出物（大人ニキビ）

肌のターンオーバーを正しく機能させることが大事

思春期ニキビは、皮脂の分泌量が一気に増えることが原因ですが、大人の場合は乾燥や肌荒れで角質が乱れ、その角質が毛穴を塞いでしまうことが引き金です。ストレスの多い人は、ストレスホルモンが毛穴を塞ぐことも一因です。吹き出物が出る人は、全般的に栄養が不足気味。肌のターンオーバーが促進されず、角質がはがれて再生されるメカニズムが正しく機能していません。まずは、ターンオーバーを正常に機能させる栄養素を重点的に補給しましょう。肌は健康状態の鏡です。吹き出物がある人は肌だけではなく、何かしらの不調が体にも現れているのではないでしょうか。大人の吹き出物は不健康の象徴と考え、食生活をはじめ、生活全体を見直してみましょう。

〔吹き出物ができるメカニズム〕

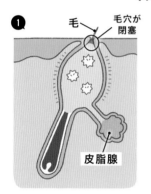
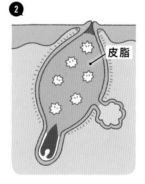
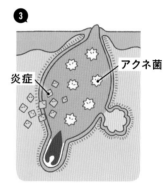

皮脂や汚れ、角質などで毛穴の出口が塞がる

出口を失った皮脂が毛穴に詰まる

アクネ菌が繁殖し、炎症が起こる

〔改善に必要な栄養素〕

ビタミンA、βカロテン
ターンオーバーの促進

ビタミンB2・B6
皮脂の分泌を抑制

ビタミンC・E
皮脂の酸化を抑制

鉄
鉄不足はニキビの大きな原因

発酵食品、食物繊維
腸内環境を整え、免疫機能を正常化させる

たるみ（シワ）

表皮を支える真皮のコラーゲンを生成させることが重要

目尻や目の下、口もとなどのたるみやシワは、加齢や不規則な生活習慣により、肌を支えるコラーゲン、エラスチン、ヒアルロン酸が減少・変性することで起こります。コラーゲン不足は、たるみやシワだけでなく、肌荒れや吹き出物にもつながります。コラーゲンを配合したドリンクなどを飲んでも、すべて分解されてアミノ酸になるだけなので、その材料となる栄養素を摂り、体内で合成する必要があります。コラーゲンの材料はたんぱく質とビタミンCと鉄です。また、肌を老化させないように、糖化や酸化を予防することも大切です。

〔改善に必要な栄養素〕

ビタミンA、βカロテン
ターンオーバー促進、
コラーゲン生成

ビタミンC、鉄
コラーゲンの原料

パントテン酸、ナイアシン
肌の健康に関与する

カルシウム、ビタミンD
肌の弾力やハリに関与

アトピー性皮膚炎

発酵食品と食物繊維で腸内環境を整え、免疫を正常化させる

アレルギー疾患であるアトピー性皮膚炎は、食事で簡単に治るわけではありませんが、発酵食品や食物繊維で腸内環境を整えるだけで、症状が軽くなる場合があります。また、アレルギーは免疫機能の過剰反応が原因なので、アレルギー症状の抑制や免疫機能の働きを正常に戻す働きのあるビタミンDが必須。加えて、精製された小麦を使った食品と乳製品も減らしましょう。

〔改善に必要な栄養素〕

ビタミンA、βカロテン
ターンオーバー促進による皮膚再生

発酵食品、食物繊維
腸内環境を整え免疫機能を正常化
させる

ビタミンE
血行促進

ビタミンB2・B6・B12
ターンオーバーを整える

ビタミンD
アレルギー症状の抑制、
免疫機能の正常化

ビタミンC、鉄
コラーゲンの原料

脂質
角質の細胞間脂質や皮脂の原料

亜鉛
細胞分裂に必須

たんぱく質、ビタミン、ミネラルが
バランスよく摂れる

食べるスキンケアで
美肌と健康を手に入れましょう！

栄養を摂らずに化粧品にお金をかけるのは遠回り!?

　あなたは、毎月どれくらいスキンケアにお金をかけていますか？　もし、食費以上にお金がかかっているなら、それを逆転させて、体の中から栄養を補給したほうが、肌トラブルはなくなるかもしれません。私たちが望んでいる、きめこまやかな肌や張りのあるつややかな肌は、日々の食べ物にかかっているといっても過言ではありません。食べ物で栄養を摂らずに化粧品にお金をかけるのは非常に効率が悪いといえます。

　まずは、栄養を足していくという意識を持ち、本書の美肌レシピを参考に、少しずつたんぱく質を増やしましょう。いきなりたんぱく質を増やすと、消化が追いつかなくなる可能性があるので、階段を上るように少しずつたんぱく質を増やし、自分の体調と相談しながら美肌レシピを食生活に取り入れてください。まずは1日1品くらいから美肌レシピを試し、徐々に増やしていくうちにたんぱく質を分解する消化酵素も増え、腸粘膜も整い、肌は内側から輝きを取り戻します。

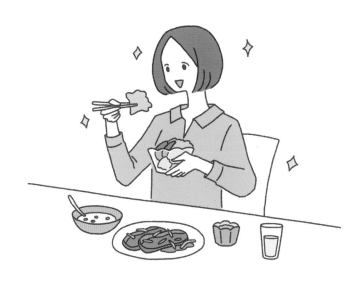

○ 積極的に食べたい！ おすすめ食材

体にいいといっても、一つのものだけに偏って大量に食べても意味がありません。
おすすめ食材もバランスよく、まんべんなく食べるようにしましょう。

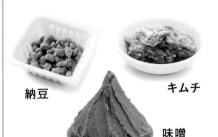

納豆　キムチ　味噌

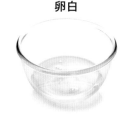

卵白

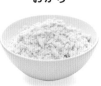

おから

発酵食品

腸内環境の改善に最適なのは植物
性の発酵食品。腸内の善玉菌を元気
にし、善玉菌優位の環境に整える。

卵白、豆腐のおからなど
低脂肪、高たんぱく食材

卵白は良質なたんぱく質やビタミンB群、おから
は炭水化物、たんぱく質、脂質の三大栄養素が
含まれ、食物繊維も豊富。

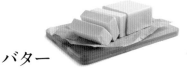

バター

皮膚や粘膜を健康に保つ働きのある
ビタミンAが豊富で、1日に必要な脂
肪分も効率よく取れる。

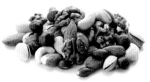

ナッツ類

ビタミン、ミネラル、
食物繊維が豊富な
だけでなく、オメガ
3などの良質な脂質
も含まれる。

オリーブ油

酸化しにくく、抗酸化作
用が強いポリフェノール
を含む。安価なものは質
が悪いので、要注意。

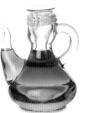

こんにゃく

カルシウムと食物
繊維の宝庫。便秘
を改善し、腸内環
境も整える。

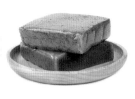

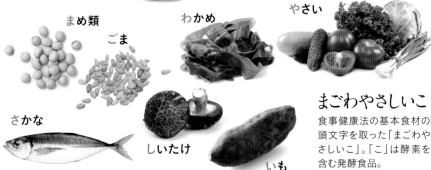

まめ類　ごま　わかめ　やさい

さかな　しいたけ　いも

まごわやさしいこ

食事健康法の基本食材の
頭文字を取った「まごわや
さしいこ」。「こ」は酵素を
含む発酵食品。

✕ できれば避けたいもの

紹介した食材を完璧に避けるのは、現代の食文化の中では難しいこともあります。
神経質に考えるとストレスになるので、なるべく摂らないように心がけてみてください。

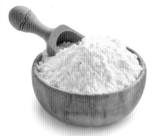

上白糖、グラニュー糖、三温糖

精製の過程でミネラルが失われ、栄養価は低いのに血糖値は急上昇させる。糖化の原因にもなる。

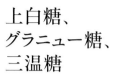

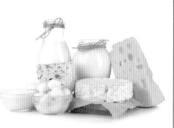

精製した小麦粉

精製された小麦粉を摂取し続けると、腸に慢性的な炎症が起きやすくなる。

乳製品

腸に刺激を与え炎症のもととなるカゼインが含まれる。

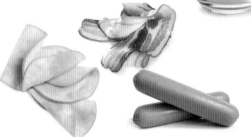

ハム、ソーセージ、ベーコン

肉加工品は食品添加物が多いだけでなく、最終糖化産物（AGEs）の含有量も多い。

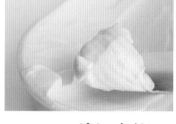

マーガリンなどに含まれるトランス脂肪酸

トランス脂肪酸を多く摂ると、心筋梗塞などの冠動脈疾患、肥満やアレルギー性疾患についての関連が認められている。

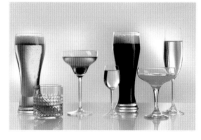

酒類

酒類は皮膚代謝に欠かせないビタミンB群や亜鉛を不足させる。

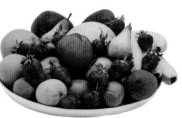

果物

食べすぎは糖質の摂りすぎになる。食べるなら少量を朝に。

美味しくて作りやすい！
「食べて美肌になる糖質控えめご飯」
レシピの使い方

P21からの美肌レシピをよりよく活用していただくための
ポイントをお伝えします。

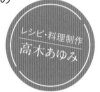

レシピ・料理制作
高木あゆみ

どれくらい時間がか
かるのか調理時間
がわかります

美肌に欠かせない
たんぱく質量の1人
分の数値です

美肌を目指すために
控えめにしたい糖質
の1人分の数値です

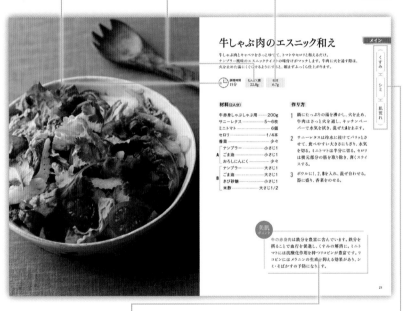

料理に使われている食材の美
肌にいい栄養効果などを解説

くすみ・シミ・肌荒れ・たるみ・吹き
出物・アトピーといった肌トラブ
ルで、特に効果的なものを表示

レシピについて

● 計量の単位は、小さじ1 =5ml、大さじ1=15ml、1 カップ200mlです。

● 電子レンジは500Wのものを使用 しています。加熱時間などは機種によって
異なりますので、適宜調整してください。

● 野菜の手順は、特に明記していない限り、洗う、皮をむくなどの工程を
済ませていることを前提としています。

part 1

一品で満足できる
美肌レシピ

おかずをいくつか用意しなくても、一品で満たされる料理です。
サラダだけ、スープだけでもOK！
美肌に効果的な栄養がいっぱい詰まっています。
まずは、1日1品から手軽に始めてみましょう。

メイン（主菜）⇒ 22〜61ページ
サラダ ⇒ 62〜73ページ
スープ ⇒ 74〜85ページ
丼&麺 ⇒ 86〜95ページ
鍋 ⇒ 96〜103ページ

栄養ルール（1人分につき）
●たんぱく質　20g以上
●糖質　30g以内

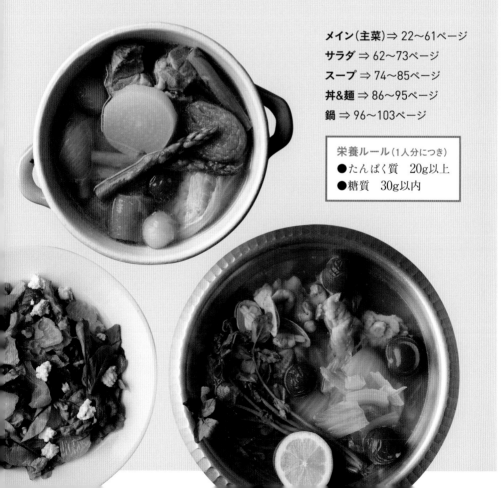

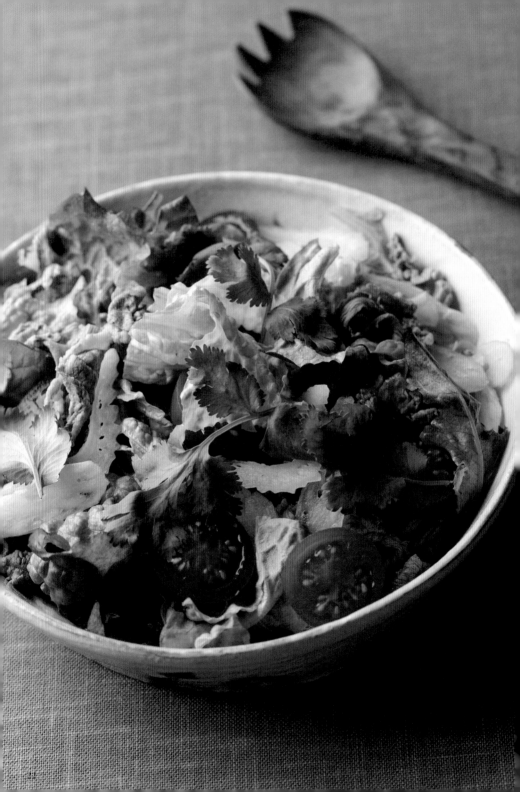

牛しゃぶ肉のエスニック和え

牛しゃぶ肉とキャベツをさっとゆでて、トマトやセロリと和えるだけ。
ナンプラー風味のエスニックテイストの味付けがマッチします。牛肉に火を通す際は、
火を止めた湯にくぐらせるようにすると、縮まずふっくら仕上がります。

くすみ｜シミ｜肌荒れ

 調理時間 15分　たんぱく質 22.8g　糖質 6.7g

材料(2人分)

牛赤身しゃぶしゃぶ用 ……… 200g
サニーレタス …………… 5～6枚
ミニトマト ………………… 6個
セロリ ……………………… 1/4本
香菜 ………………………… 少々

A
┌ ナンプラー …………… 小さじ1
│ ごま油 ………………… 小さじ1
└ おろしにんにく ……… 少々

B
┌ ナンプラー …………… 大さじ1
│ ごま油 ………………… 大さじ1
│ きび砂糖 ……………… 小さじ1
└ 米酢 …………………… 大さじ1/2

作り方

1 鍋にたっぷりの湯を沸かし、火を止め、牛肉はさっと火を通し、キッチンペーパーで水気を拭き、混ぜた**A**をまぶす。

2 サニーレタスは冷水に浸けてパリッとさせて、食べやすい大きさにちぎり、水気を切る。ミニトマトは半分に切る。セロリは根元部分の筋を取り除き、薄くスライスする。

3 ボウルに1、2、**B**を入れ、混ぜ合わせる。器に盛り、香菜をのせる。

美肌ポイント

牛の赤身肉は鉄分を豊富に含んでいます。鉄分を摂ることで血行を促進し、くすみの解消に。ミニトマトには抗酸化作用を持つリコピンが豊富です。リコピンにはメラニンの生成を抑える効果があり、シミ・そばかすの予防になります。

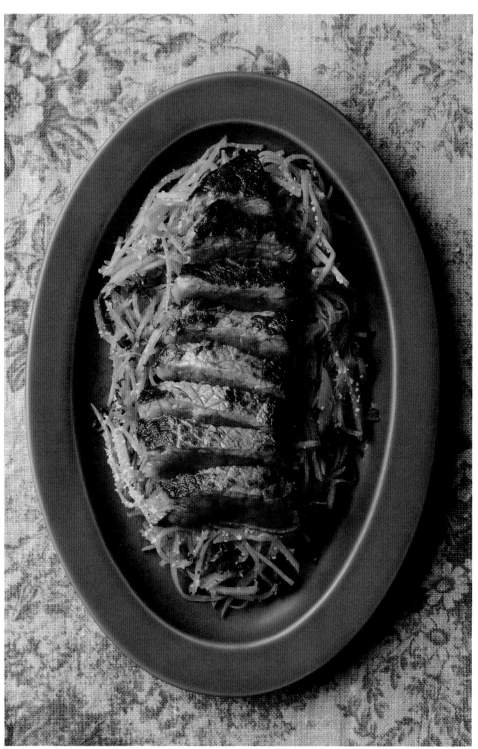

牛ステーキとキャロットラペ

粉チーズとパセリを絡めたキャロットラペが赤身肉のステーキに
マッチします。牛肉は冷蔵庫から出して15分ほどしてから焼きましょう。
やわらかく焼き上がります。

 調理時間
15分

たんぱく質
24.7g

糖質
5.8g

材料(2人分)

牛もも肉 ……………………… 150g
塩・こしょう ………………… 少々
にんじん ……………………… 1本
塩 …………………………… 小さじ1/2
オリーブ油 ………………… 大さじ1
粉チーズ …………………… 大さじ3
パセリのみじん切り ……… 大さじ2

作り方

1 にんじんは5cm幅の千切りにし、塩をまぶし、10分ほど置く。

2 牛肉は焼く直前に塩・こしょうをする。フライパンにオリーブ油を熱し、強めの中火で好みの焼き具合に両面を焼く。

3 ボウルに1、粉チーズ、パセリを入れ、混ぜ合わせる。

4 皿に3を盛り、スライスした2をのせる。

美肌
ポイント

βカロテンが豊富なにんじんは肌のターンオーバーを促進し、正常な状態に保つのに有効な食材です。βカロテンは皮の部分に多く含まれるので、皮はむかないほうが美肌に効果的です。食物繊維も豊富なので、腸内環境も整えます。

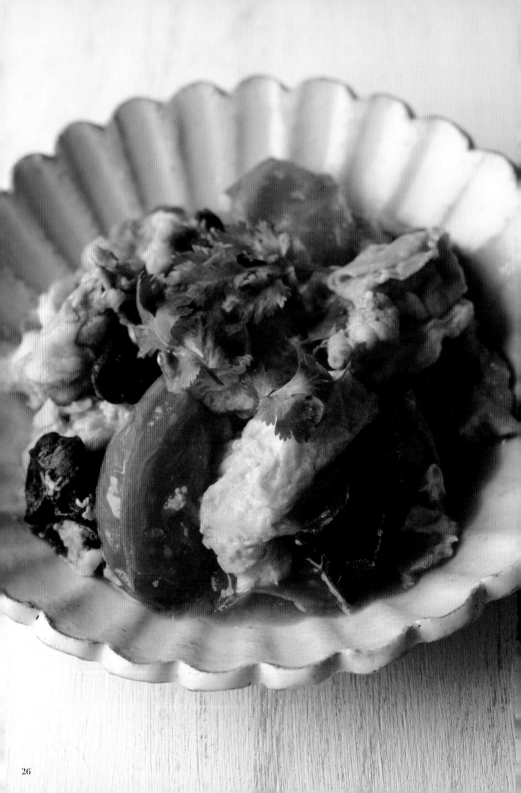

豚肉とキクラゲの卵炒め

煮崩れたトマトがソース代わりにもなる絶品卵炒めです。
キクラゲのぷりっとした歯応えもアクセントになります。
卵は強火で火を通すことにより、ふわっと仕上がります。

調理時間
15分

たんぱく質
23.9g

糖質
10.7g

（キクラゲの戻し時間を除く）

材料(2人分)

豚ロース肉(薄切り) ………… 150g
卵 ……………………………… 2個
キムチ ………………………… 75g
キクラゲ ………………………… 3g
トマト ………………………… 2個
ごま油 ……………………… 大さじ2
酒 ………………………… 大さじ1/2
A ┌ ナンプラー ………… 大さじ1/2
  │ オイスターソース ……… 小さじ1
  └ 塩 ………………………… 少々
香菜(お好みで) ……………… 少々

作り方

1 キクラゲはぬるま湯に15分ほど浸けて戻す。豚肉は3cm幅に切る。トマトは8等分のくし切りにする。卵は割りほぐす。

2 フライパンにごま油大さじ1を熱して強めの中火にし、溶き卵を加え、全体を大きく混ぜふわっと炒めて取り出す。

3 2のフライパンの油をキッチンペーパーできれいに拭き取り、ごま油大さじ1を熱して中火にし、豚肉、キムチ、キクラゲ、トマトの順に炒め、酒、Aを加え、さっと炒め合わせる。

4 2の卵を加え、さっと混ぜ、火から下ろす。

5 器に4を盛り、香菜をのせる。

くすみ
シミ
肌荒れ
吹き出物
たるみ
アトピー

美肌ポイント

豚肉や卵の持つたんぱく質とトマトの持つビタミンCは、たるみを食い止めるのに必要なコラーゲンを生成するうえで欠かせない栄養素です。トマトのビタミンCは油で炒めることにより吸収率が高まります。キクラゲはビタミンDがとても豊富なので、積極的に摂りたい食材です。

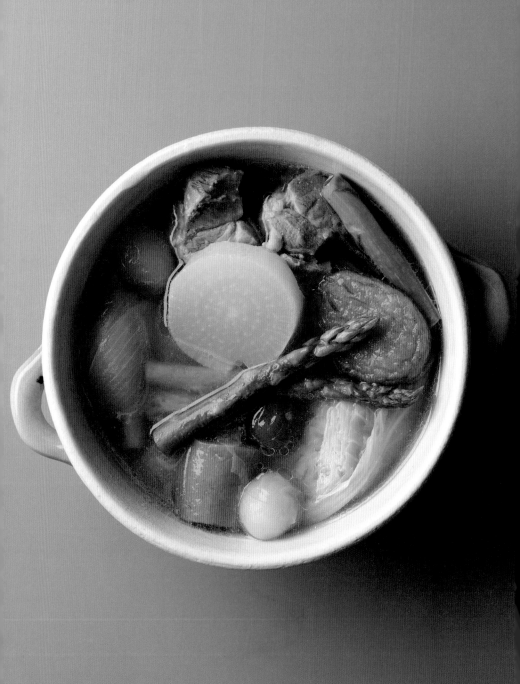

塩豚のサラダおでん

塩豚から出ただしとうま味で、野菜をたっぷりいただけます。
塩豚は前日から仕込んで一晩漬け込むと、さらに深い味わいに。
当日の手間も省けます。

調理時間
45分
(豚肉の塩まぶし時間を除く)

たんぱく質
35.2g

糖質
23g

くすみ ／ シミ ／ 肌荒れ ／ たるみ

材料(2人分)

豚肩ロース肉	300g
塩	小さじ2
大根	1/6本
にんじん	1/4本
キャベツ	1/6個
玉ねぎ	1/2個
アスパラガス	2本
ミニトマト(赤・黄)	各2個
さつま揚げ	2枚
A 酒	大さじ3
白だし	大さじ2
塩	小さじ1

作り方

1 豚肉に塩をまぶし、15分置き、4等分に切る。

2 大根は3cm幅の輪切りにする。にんじんは縦半分に切る。キャベツは芯がついたまま半分に切る。玉ねぎは2等分に切る。アスパラガスは根元の硬い部分を切り落とし、半分の長さに切る。ミニトマトはヘタを取る。

3 鍋に水1.5L、A、1を入れ、強火にかけ、沸騰したら中火にし、アクを取る。ミニトマトとアスパラガス以外の具を入れ、弱火で25分ほど煮る。

4 アスパラガスを加え、3分ほど火を通し、ミニトマトを加え、皮がはじけたら火を止める。

美肌ポイント

豚肉や大根、にんじん、キャベツなどに含まれるビタミンB群やビタミンCは、水溶性ビタミンに分類され、その名のとおり水に溶けやすい繊細な栄養素。煮汁に流れ出てしまうため、汁ごといただくことで余すことなく摂ることができます。

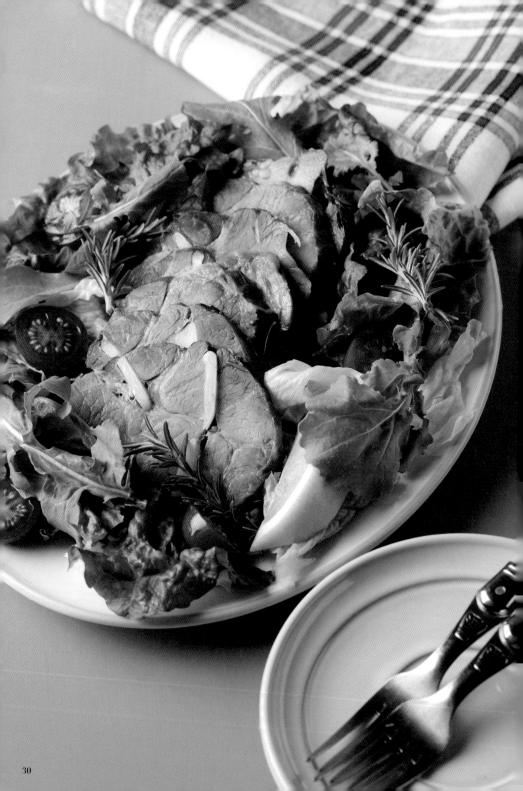

ローストポークの
たっぷり野菜サラダ

鍋で手軽にできるローストポークは、大助かりな一品です。
にんにくを肉に埋めることで、風味が肉にしっかりと移り、
ほくほくのにんにくが食欲をそそります。

 調理時間
50分

たんぱく質
37.7g

糖質
7.7g

材料(2人分)

豚肩ロース肉(ブロック) ····· 400g
ローズマリー ································3枝
にんにく ·································4かけ
塩 ·····································小さじ2
黒こしょう ·······························少々
オリーブ油 ·························大さじ2
白ワイン(または酒) ·······大さじ3
サニーレタス ····················2〜3枚
ルッコラ ·································1/2束
ミニトマト ·································4個
レモン ···································1/4個

作り方

1 にんにくは縦半分に切る。豚肉の表面にナイフで8カ所穴をあけてにんにくを中に埋める(左下の写真参照)。表面に塩と黒こしょうを擦り込み、2枚分のローズマリーの葉をまぶす。

2 厚手の鍋にオリーブ油を熱して中火にし、1を両面焦げ目がつくまで焼く。弱火にし、白ワインを入れ、フタをして35分ほど蒸し焼きにし、火を止める。そのまま15分ほど放置し、肉汁を落ち着かせる。

3 サニーレタスは食べやすい大きさにちぎり、ルッコラと共に冷水に浸け、シャキッとしたら水気を切る。ミニトマトは半分に切る。レモンはくし切りにする。

4 豚肉の粗熱が取れたらスライスし、3と共に皿に盛り、ローズマリーを飾る。

美肌ポイント

にんにくのアリシンはビタミンB1の吸収力を高めます。良質のたんぱく質とビタミンB1を多く含む豚肉との食べ合わせは肌荒れに有効です。

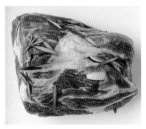

豚肉の表面にナイフで切り込みを入れ、にんにくを埋め込む。

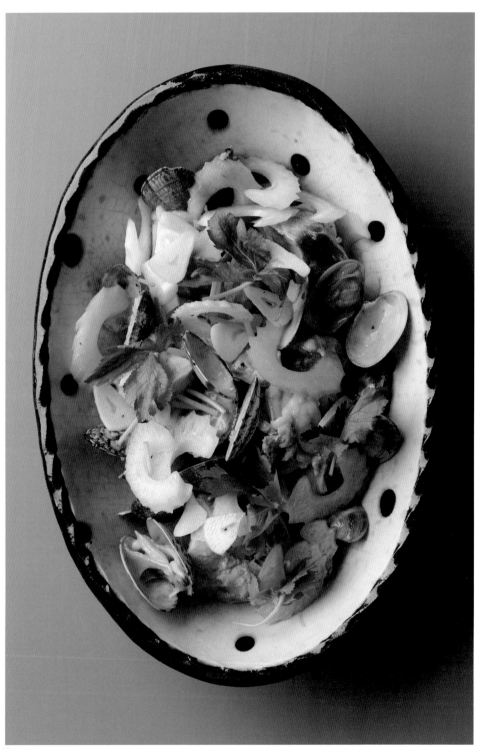

ゆで鶏のあさりガーリックソース

メイン

ゆで鶏にあさりとガーリックを加えたソースをかけて。
三つ葉を散らせば彩りも味のアクセントにもなります。
鶏のゆで汁はうま味たっぷり。捨てずに、スープなどに活用しましょう。

調理時間
30分

たんぱく質
28.2g

糖質
2.6g

くすみ ✕ 肌荒れ ✕ たるみ ✕ アトピー

材料(2人分)

鶏もも肉 ……………… 1枚（300g）
A［ ねぎの青い部分 ……… 10㎝
　しょうが …………… スライス2枚
あさり ………………………… 150g
セロリ ……………………… 1/2本
三つ葉 ……………………… 少々
にんにく …………………… 1かけ
オリーブ油 ……………… 大さじ1
酒 ………………… 大さじ2と1/2
塩・こしょう ……………… 少々

美肌
ポイント

あさりなどの貝類は亜鉛
を豊富に含み、効率よく亜
鉛を摂取できる食材の一
つです。鉄分やたんぱく
質も豊富なため、美肌効
果の高い食材です。

作り方

1 あさりは50度洗い*をする。

2 鍋に水600ml、鶏肉、**A**を入れ、強火にかける。沸騰したらアクを取り、弱火にし、フタをして中に火が通るまで20分ほど静かにゆでる。火を止め、ゆで汁に浸けたまま冷ます。冷めたら、鶏肉を取り出し、ひと口大に切る。

3 セロリは筋を取り除き、斜め薄切りにする。三つ葉は3㎝幅に切る。にんにくは薄切りにする。

4 フライパンにオリーブ油を熱して弱火にし、にんにくを入れ香りが立ったら、中火であさりをさっと炒めて、塩・こしょう、酒を加え、フタをして火を通す。

5 器に2を盛り、塩少々を振る。セロリをのせ、4をかけ、三つ葉を散らす。

*50度洗い（50度洗いすると、前日から砂抜きをしなくてもいいので時短になります!）
ボウルに水と同量の沸騰した湯を入れ、約50度にする。あさりを5分ほど入れて砂を抜き、お湯の中で洗って汚れを落とし、さらに水で洗う。

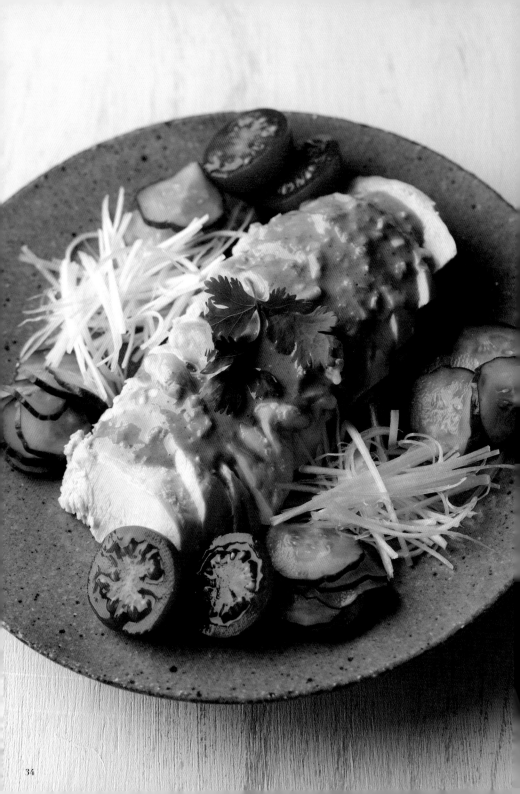

ごまたっぷり棒棒鶏
バンバンジー

しっとりやわらかにゆで上げた鶏むね肉に、ごまたっぷりの
たれをかけていただきます。鶏むね肉はゆで汁の中に浸けたまま
冷ますと、しっとりやわらかく仕上がります。

くすみ｜シミ｜肌荒れ

調理時間 30分	たんぱく質 42.7g	糖質 7.1g

材料(2人分)

鶏むね肉 ………………… 1枚(300g)

A
┌ ねぎの青い部分 ………… 10cm
│ しょうが …………… スライス4枚
└ 酒 ………………………… 大さじ2

きゅうり ……………………… 1/2本
ねぎ ………………………… 10cm
ミニトマト ……………………… 2個

〈ごまだれ〉

B
┌ 白すりごま ……… 大さじ1と1/2
│ 練り白ごま ……………… 大さじ2
│ しょうゆ ………… 大さじ1と1/2
│ 豆板醬 ………………… 小さじ1/2
│ きび砂糖 ………………… 小さじ1
│ ねぎの白い部分(みじん切り)
│ …………………………… 10cm
└ 水 ……………………… 大さじ2

香菜(お好みで) ………………… 少々

作り方

1 鍋に水600ml、鶏肉、Aを入れて強火に
かけ、沸騰したら弱火にし、フタをして
20分ほど中に火が通るまで静かにゆで
る。火を止め、ゆで汁に浸けたまま冷ま
す。冷めたら、鶏肉を取り出しスライス
する。

2 きゅうりは薄切りにして塩もみをする。
ねぎは5cm幅に切り、千切りにする。ミ
ニトマトはヘタを取り、半分に切る。

3 Bを混ぜてごまだれを作る。

4 器に1、2を盛り、ごまだれをかけ、香菜
を飾る。

美肌
ポイント

たんぱく質の多い鶏むね肉は、美
肌づくりに効果的な食材です。さら
にゆでることでAGEsを抑え、糖
化リスクも下がります。ごまには抗
酸化作用があり、硬い表皮を壊し
た状態でいただくことで、吸収率も
アップし錆びない肌に導きます。

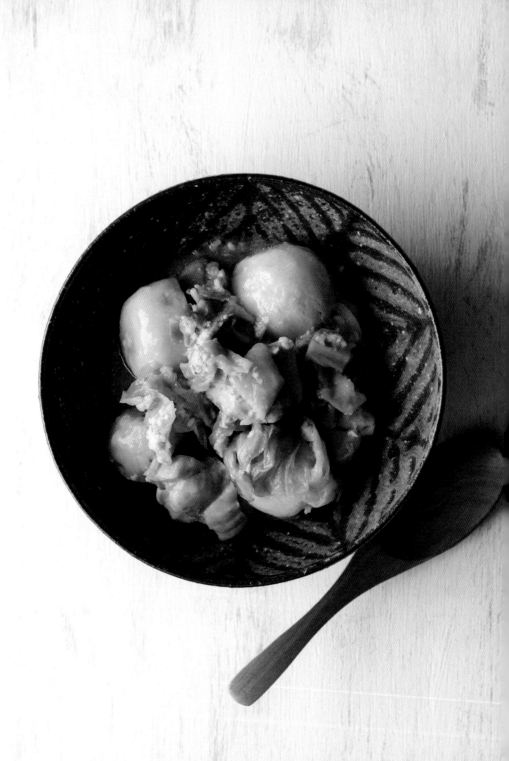

鶏肉とキャベツと里いもの塩麹煮

材料をすべて入れて蒸し煮にするだけで完成する
お手軽レシピです。塩麹のおかげで鶏肉はやわらかく、
水は加えずキャベツの水分だけで作るのでうま味が凝縮されています。
キャベツの代わりに白菜で作っても美味しいです。

 調理時間 25分　たんぱく質 29.3g　糖質 19.7g

くすみ｜肌荒れ｜吹き出物｜たるみ｜アトピー

材料(2人分)

鶏もも肉 ················· 1/2枚 (150g)
里いも ····························· 4個
キャベツ ························· 1/4個
A [塩麹 ················· 大さじ1と1/2
酒 ······················· 大さじ1]

作り方

1　里いもは食べやすい大きさに切る。キャベツはざく切りにする。鶏肉はひと口大に切る。

2　鍋に1、Aを入れて中火にかけ、沸騰したら弱火にして落としぶたをし、15〜20分、具材に火が通るまで煮る。

美肌ポイント

腸に老廃物がたまると肌荒れや老化が進んでしまいます。水溶性食物繊維を持つ里いもと不溶性食物繊維を持つキャベツ、この2つをバランスよく摂ることで、便秘予防に効果的。発酵食品である塩麹も加わることで善玉菌が増え、腸内環境がさらに整います。

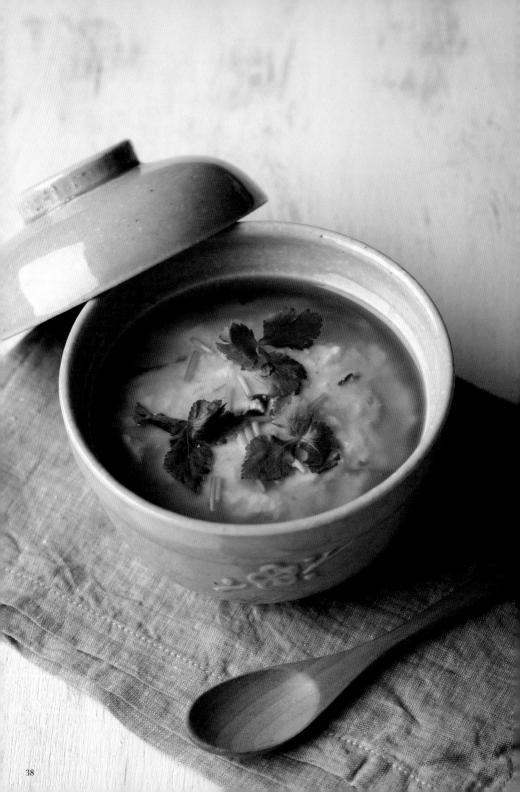

鶏ひき肉と豆腐のレンジ蒸し

材料を混ぜて電子レンジで加熱するだけで簡単に作れます。
仕上げにあんをかける、あんかけ茶碗蒸し風の一品です。
一つの器でまとめて作ってもいいでしょう（500Wで10分加熱）。

くすみ ⊢ 肌荒れ ⊢ たるみ

調理時間 15分 （キクラゲの戻し時間を除く）

たんぱく質	糖質
25.6g	9.7g

材料(2人分)

鶏むねひき肉	100g
キクラゲ	3g
長ねぎ	1/2本
木綿豆腐	1丁（300g）
A 卵	1個
しょうがの搾り汁	小さじ2
酒	大さじ1
しょうゆ	大さじ1
片栗粉	大さじ1
B 塩	少々
鶏がらスープの素	小さじ2
酒	大さじ1
しょうゆ	小さじ1
塩	少々
片栗粉	小さじ2
三つ葉	少々

作り方

1 キクラゲは湯に15分ほど浸けて戻し、千切りにする。長ねぎはみじん切りにする。

2 ボウルに鶏ひき肉、豆腐、1、**A**を入れて混ぜ合わせる。

3 2つの器に**2**を分け入れ、ラップをし、電子レンジ（500W）で7分ほど加熱する。

4 鍋に水150ml、**B**を入れて中火にし、沸騰したら倍量の水で溶いた片栗粉を加え、ひと煮立ちしたら火から下ろす。

5 **3**に**4**をかけて、三つ葉を散らす。

美肌ポイント

豆腐に含まれる大豆イソフラボンは、コラーゲンの分解を防ぎ、美肌を保つのに効果的。また、豆腐にはビタミンEやビタミンB群も多く含まれ、美容効果を底上げするだけでなく、ビタミンDが豊富な**キクラゲ**との食べ合わせでカルシウムの吸収率も上がります。

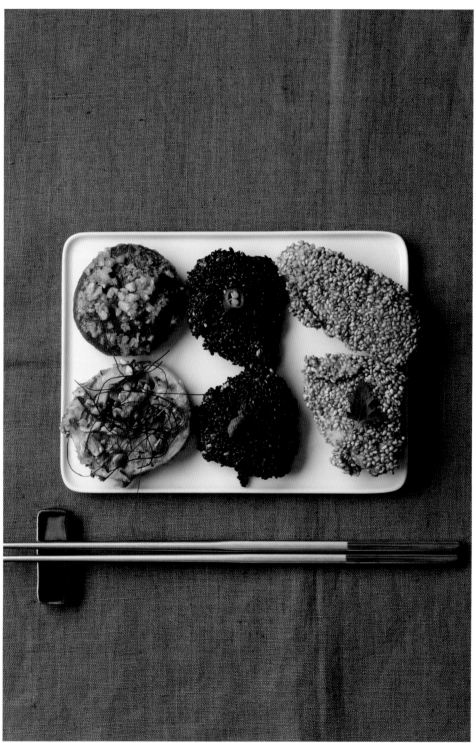

レバーとささみ、しいたけ、れんこんのジョン

ジョンとは、素材に卵や小麦粉の衣をつけて焼いた韓国料理です。
季節の野菜やお肉で作れるのでバリエーションが無限！
ピーマン、ズッキーニ、エリンギ、なす、魚介類など余った食材を活用して。

調理時間 25分　たんぱく質 30.3g　糖質 8.6g

材料(2人分)

鶏レバー ……………………… 100g
鶏ささみ ……………… 2本(80g)
しいたけ ……………………… 2枚
れんこん ……………………… 50g
塩・こしょう ………………… 少々
A ┌ 溶き卵 ………………… 1個分
　└ 薄力粉 ………………… 適量
白煎りごま ……………… 大さじ2
黒煎りごま ……………… 大さじ2
アーモンド …………………… 20g
くるみ ………………………… 20g
ごま油 …………………… 大さじ2
飾り(あれば)
糸唐辛子・イタリアンパセリ、クコの実、青唐辛子の輪切りなど 少々

美肌ポイント

アーモンドはシミやニキビの予防に働くビタミンB₂とビタミンEが豊富。くるみは睡眠の質を向上させるトリプトファンを含み、美肌づくりをサポート。

作り方

1 レバーは余分な脂肪と筋を取り除き、ボウルに入れて3回ほど水を替えて洗い、水気をキッチンペーパーで拭き、3〜4等分にスライスし、塩・こしょうを振る。ささみは3等分の削ぎ切りにし、塩・こしょうを振る。

2 しいたけは軸を切り落とし、塩を振る。れんこんは皮付きのまま5㎜幅の輪切りにし、5分ほど水にさらし、水気を切り、塩を振る。

3 アーモンド、くるみは粗く刻み、Aと混ぜ合わせる。

4 レバーはAと黒ごま、ささみはAと白ごま、しいたけはAとくるみ、れんこんはAとアーモンドをつける。フライパンにごま油を熱し、弱火で両面をこんがり焼く。

5 皿に4を彩りよく盛り、飾りをあしらう。

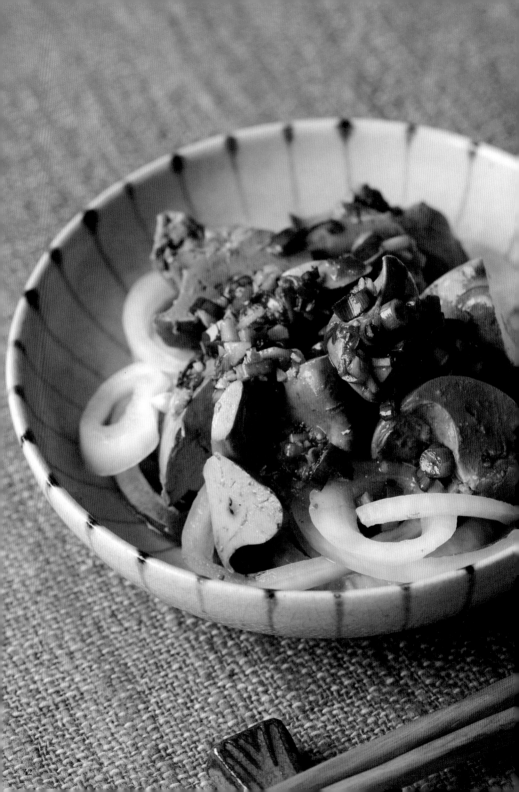

レバーのピリ辛ねぎだれ

レバーをさっとゆでて赤唐辛子が入ったピリ辛のねぎだれでいただく、
刺激的な一品。スライスオニオンとの相性もよく、たっぷり食べられます。
レバーはやわらかいので、ゆでる際は優しく扱いましょう。

 調理時間
20分

たんぱく質
25.5g

糖質
10.6g

材料(2人分)

鶏レバー ……………………… 250g

A ┌ ねぎの青い部分 ………… 10cm
　└ しょうが ……………… スライス2枚

玉ねぎ ………………………… 1/2個

塩 ………………………………… 少々

〈ピリ辛ねぎだれ〉

にんにく ……………………… 1/2かけ

しょうが ……………………… 1/2かけ

万能ねぎ ………………………… 3本

B ┌ 米酢 ………………………… 大さじ2
　│ しょうゆ ……………… 大さじ1と1/2
　│ きび砂糖 ………………… 小さじ2
　│ ごま油 …………………… 大さじ1/2
　└ 豆板醤 …………………… 小さじ1/2

作り方

1　玉ねぎは繊維を断ち切るように薄切りにし、塩を振って、2〜3分置き、塩もみをしてから、水に5分ほどさらし、水気を絞る。

2　ピリ辛ねぎだれを作る。にんにくとしょうがはみじん切り、万能ねぎは小口切りにして、Bと混ぜ合わせる。

3　鶏レバーは余分な脂肪と筋を取り除き、ボウルに入れて3回ほど水を替えて洗う。

4　鍋に水適量、Aを入れ、沸騰したら弱火にし、3を火が通るまでゆで、ザルに上げる。水気をキッチンペーパーで拭き、3〜4等分にスライスする。

5　器に1を敷き、4をのせ、ピリ辛ねぎだれをかける。

美肌ポイント

レバーは鉄分が豊富なだけでなく、ビタミンAを多く含み、肌のかさつきを防ぎ、ターンオーバーを促進して美白効果も期待できます。さらにビタミンB群、ビタミンC、ビタミンD、亜鉛など、美肌づくりには欠かせない栄養素がそろっています。

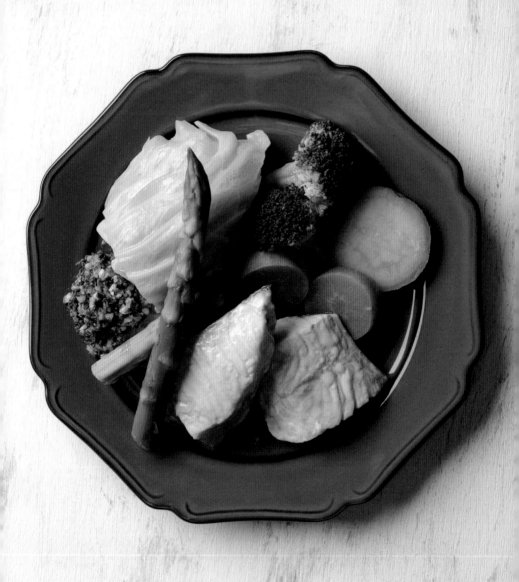

蒸しサーモンと野菜の大葉ソース

サーモンと野菜を一緒に蒸す、簡単でヘルシーなメニューです。
大葉とナッツが入ったソースで、ゆで野菜も飽きずに食べられます。

 調理時間 20分 | たんぱく質 25.6g | 糖質 9.9g

くすみ / 肌荒れ / たるみ

材料(2人分)

サーモン ……………………… 200g
ブロッコリー ……………………… 30g
にんじん ……………………… 30g
キャベツ ……………………… 100g
アスパラガス ……………………… 2本
さつまいも ……………………… 30g

〈大葉ソース〉

大葉 ……………………… 5枚
にんにく ……………………… 1/4かけ
アーモンド ……………………… 10g
A［ 塩麹 ……………………… 小さじ2
　 オリーブ油 ……… 大さじ2と1/2

作り方

1 大葉ソースを作る。大葉、にんにく、アーモンドはみじん切りにし、Aと混ぜ合わせる。

2 ブロッコリーは小房に分ける。にんじんは1cm幅の輪切りにする。キャベツは半分に切る。アスパラガスは根元の硬い部分を切り落とし、長さを半分に切る。さつまいもは1cm幅の輪切りにし、水にさらす。サーモンは2等分に切る。

3 蒸気の上がった蒸し器に2を入れ、火が通ったら取り出す。

4 皿に3を盛り、大葉ソースを添える。

美肌ポイント

サーモンの赤い色素成分であるアスタキサンチンには強い抗酸化作用があり、活性酸素によるコラーゲンの破壊を抑制しメラニンの生成を抑えます。大葉も抗酸化作用の強いビタミンEを多く含んでおり、いずれもアンチエイジングにおすすめの食材です。

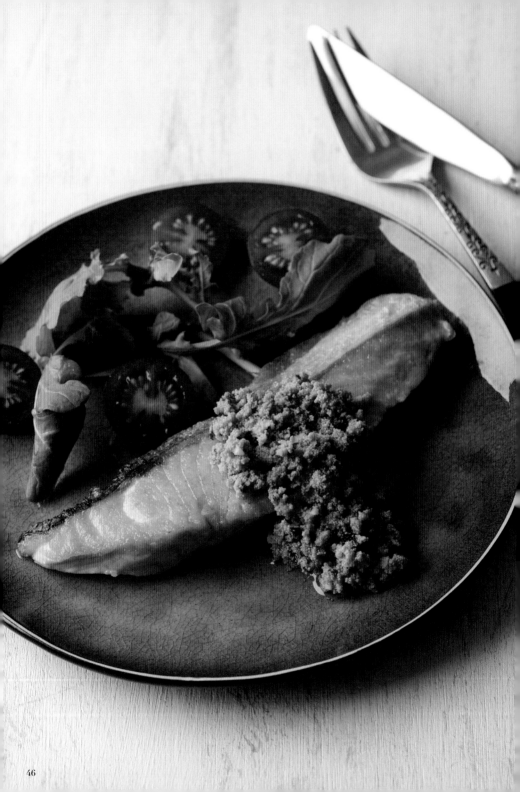

鮭のソテー
たらこレモンパセリソース

にんにくとたらこをパラパラになるまで炒め
パセリとレモンを加えて作るソースは、野菜のドレッシングにしたり
パスタと和えたりしても。心強い味方になります。

 調理時間
15分

たんぱく質
29.2g

糖質
3.9g

くすみ ／ シミ ／ 肌荒れ ／ たるみ

材料(2人分)

鮭の切り身	2切れ(200g)
塩・こしょう	少々
オリーブ油	大さじ2
ルッコラ	適量
ミニトマト	4個

〈たらこレモンパセリソース〉

甘塩たらこ	50g
にんにく	1かけ
オリーブ油	大さじ3
パセリのみじん切り	大さじ1
レモン汁	大さじ1

作り方

1 たらこレモンパセリソースを作る。にんにくはみじん切りにする。たらこは薄皮を取り除く。フライパンにオリーブ油を熱して弱火にし、にんにくを入れて香りが立ったら、たらこを加えパラパラになるまで炒め、レモン汁とパセリを加えて火から下ろす。

2 鮭は塩・こしょうを振り、10分ほど置き、水気をキッチンペーパーで拭く。

3 フライパンにオリーブ油を熱して中火にし、2を皮目からこんがり焼く。

4 皿に3を盛り、たらこレモンパセリソースをかける。半分に切ったミニトマトとルッコラを添える。

美肌ポイント

鮭やたらこはたんぱく質が豊富なだけでなく、オメガ3脂肪酸のDHAやEPAが豊富でニキビやアレルギーの予防に効果を発揮します。鮭はビタミンB群やビタミンD、たらこはビタミンA・B群・C・D・Eが含まれ、美容にうれしい栄養素がそろっています。

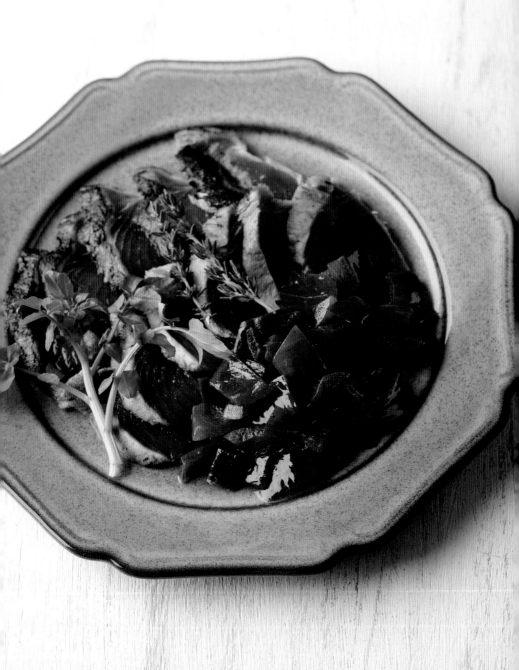

かつおのたたき赤玉ねぎソース

赤玉ねぎのソースの甘酸っぱさがかつおの風味と
相性バッチリですが、豚肉や鶏肉にもよく合います。
このソースは、炒めたての熱々でも冷ましても美味しいです。

 調理時間
10分

たんぱく質
26.2g

糖質
4.5g

材料(2人分)

かつおのたたき …………… 200g

〈赤玉ねぎソース〉

赤玉ねぎ ………………………… 1/4個
オリーブ油 ……………… 大さじ1/2
きび砂糖 ………………… 大さじ1/2
赤ワインビネガー ………… 大さじ1
塩 ……………………………………… 少々

塩 ……………………………………… 少々
タイム ………………………………… 少々
クレソン …………………………… 少々

作り方

1 かつおのたたきは1cm幅にスライスする。

2 赤玉ねぎソースを作る。赤玉ねぎは1cm角に切る。フライパンにオリーブ油を熱して中火にし、赤玉ねぎを炒める。半透明になったら、きび砂糖を加え、全体になじんだら、赤ワインビネガー、塩を加え、水気が少しになるまで炒める。

3 器に1を盛り、塩を全体に振る。赤玉ねぎソースを添え、タイム、クレソンをのせる。

美肌ポイント

かつおには肌の新陳代謝を促進する、ビタミンB2・B6、ナイアシン、パントテン酸などのビタミンB群が豊富に含まれています。かつおは鉄分も豊富で、肌の調子が悪いときにおすすめの食材です。もちろんDHAやEPAもたっぷり。

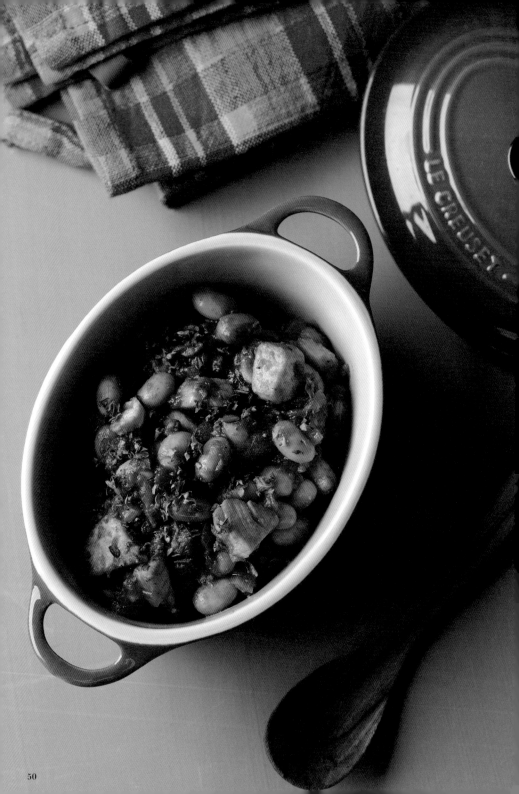

ぶりと大豆のチリコンカン風

ひき肉ではなく、ぶりを起用したチリコンカン風の一品です。
ぶりを焦げ目がつくまでしっかり炒めることにより、臭みが消えます。

調理時間
25分

たんぱく質
30g

糖質
10.9g

材料(2人分)

ぶりの切り身	2切れ(200g)
玉ねぎ	1/2個
セロリ	1/2本
にんにく	1かけ
オリーブ油	大さじ1
A ┌ チリパウダー	大さじ1/2
塩	小さじ1/2
黒こしょう	少々
└ 薄力粉	小さじ1
トマトの水煮缶	1/2 缶
大豆の水煮	100g
塩・こしょう	少々
パセリのみじん切り	少々

作り方

1 玉ねぎ、セロリ、にんにくはみじん切りにする。ぶりは1.5cm角に切る。

2 フライパンにオリーブ油を熱して中火にし、玉ねぎとにんにくをきつね色になるまで炒める。

3 ぶりを加え、弱めの中火にし、じっくりと炒め、少し焦げ目がついたら、**A**を加えて炒め、全体になじんだらトマト缶、水100ml、大豆を加えてよく混ぜる。

4 弱火で水気がなくなるまで煮込み、とろみが出てきたら塩・こしょうで味を調え、パセリを散らす。

美肌ポイント

セロリには独特な苦みと香りがありますが、苦みには抗酸化作用があり、香りにはリラックス効果があり安眠を促してくれます。ビタミンCやビタミンE、食物繊維も豊富なため、血行促進、便秘解消など、美容にうれしい栄養素がそろっています。

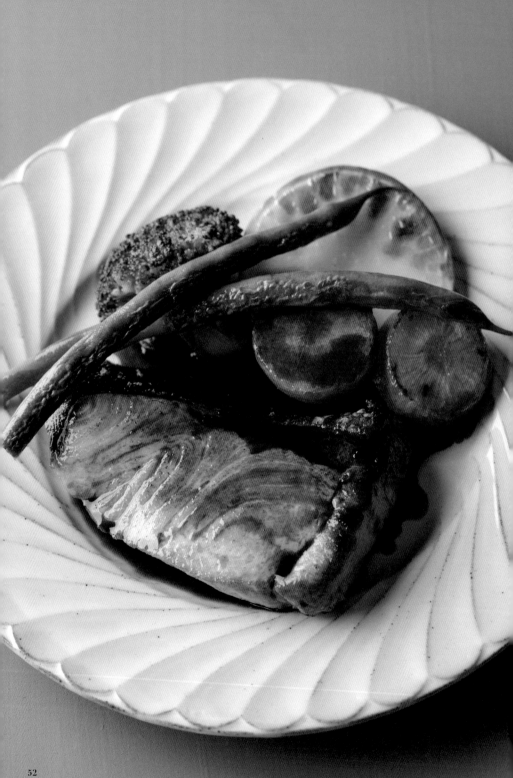

ぶりのステーキバルサミコソース

和風になりがちなぶりをステーキにします。
バルサミコソースはコクがありながらもすっきりした味わい。
魚は身が崩れやすいのであまり動かさずにソテーしましょう。

調理時間
25分

たんぱく質
35.7g

糖質
15g

くすみ ／ 肌荒れ ／ 吹き出物 ／ たるみ ／ アトピー

材料(2人分)

ぶりの切り身 …… 大2切れ（300g）
にんじん ……………………… 50g
ブロッコリー ………………… 50g
いんげん ……………………… 4本
かぶ ………………………… 1/4個
オリーブ油 ………… 大さじ1と1/2
塩 …………………………… 少々

〈バルサミコソース〉

A
酒 …………………………… 大さじ2
みりん ……………………… 大さじ2
しょうゆ …………………… 大さじ2
バルサミコ酢 ……………… 大さじ1
バター ……………………… 大さじ1

作り方

1 にんじんは1cm幅の輪切りにする。ブロッコリーは小房に分ける。いんげんは筋を取る。かぶは葉を切り落とし、皮付きのまま1cm幅の輪切りにする。

2 にんじん、ブロッコリー、いんげんは固めに塩ゆでし、水気を切る。

3 フライパンにオリーブ油大さじ1/2を熱して中火にし、1と2の野菜を両面こんがり焼き、取り出し、塩を振る。

4 3のフライパンにオリーブ油大さじ1を熱して中火にし、ぶりを両面こんがり焼き、取り出す。

5 バルサミコソースを作る。小鍋に**A**を入れ、1/2量になるまで煮詰める。

6 皿に4をのせてバルサミコソースをかけ、3を添える。

美肌
ポイント

ぶりは鉄分が多く、良質な脂質が含まれます。また、皮の部分にも栄養があるので、残さず食べましょう。バルサミコ酢には濃度の高いポリフェノールが含まれ、ビタミンEたっぷりのぶりとともに高い抗酸化作用を発揮します。

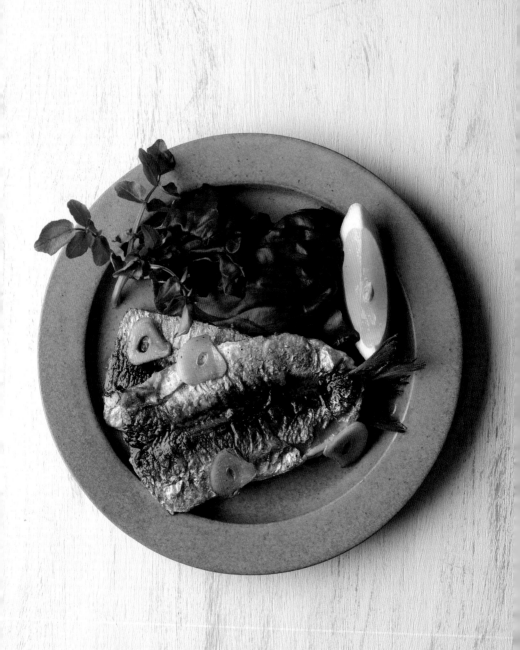

いわしのガーリックソテー

ガーリック風味にソテーをしたいわしは格別な美味しさ。
いわしは手開きにすれば簡単に骨を取り除くことができますので
ぜひ挑戦してみてください。

 調理時間 15分 ／ たんぱく質 24.7g ／ 糖質 5.7g

材料(2人分)

いわし	4尾(240g)
薄力粉	適量
紫キャベツ	2枚
にんにく	2かけ
クレソン	4本
オリーブ油	大さじ2
黒こしょう	少々
しょうゆ	小さじ1
レモン	1/4個

作り方

1 いわしは手開き(p104参照)にし、両面に薄力粉を振る。

2 紫キャベツは食べやすい大きさにちぎる。にんにくは薄切りにする。

3 フライパンにオリーブ油を熱して弱火にし、にんにくを入れて香りが立ったら、中火で1を皮目から焼き、両面こんがり焼けたら取り出す。

4 皿に3と紫キャベツとクレソンを盛り合わせ、いわしに黒こしょうを振り、しょうゆをかける。くし切りにしたレモンを添える。

美肌ポイント

いわしはカルシウムや鉄分が豊富。また、カルシウムの吸収を助けるビタミンDも含まれているため、丈夫な骨をつくるのに最適です。たんぱく質や、ビタミンB群、ビタミンEも豊富に含まれ、ビタミンCの多い紫キャベツやレモンと食べることで、コラーゲンの生成を助けます。

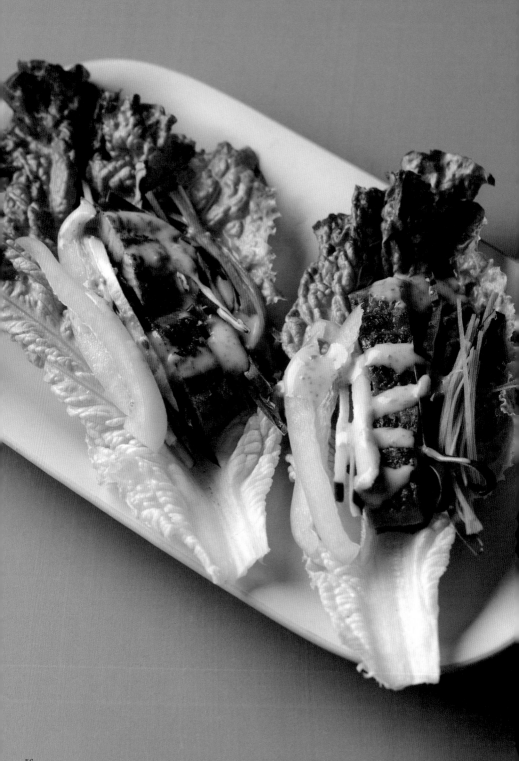

うなぎと緑黄色野菜の
サニーレタス包み

うなぎをたっぷりの緑黄色野菜と一緒にサニーレタスで巻く、
サラダ感覚で食べられる一品です。
いわしやさんまの蒲焼きで作ってもいいでしょう。

メイン

くすみ ⊥ 肌荒れ ⊥ たるみ

 調理時間
15分　｜　たんぱく質
25.8g　｜　糖質
9.6g

材料(2人分)

うなぎの蒲焼き ······ 大1尾(200g)
きゅうり ························· 1/2本
にんじん ·························· 25g
紫キャベツ ························ 50g
パプリカ(黄色) ················ 1/4個
サニーレタス ·················· 2〜4枚
ごまドレッシング(市販)··· 大さじ2

作り方

1 うなぎの蒲焼きは耐熱容器にのせ、ラップをし、電子レンジ(500W)で1分ほど加熱し、1cm幅に切る。

2 きゅうり、にんじん、紫キャベツ、パプリカは千切りにする。サニーレタスは洗って水気を切り、大きい場合は半分にする。

3 サニーレタスにきゅうり、紫キャベツ、にんじん、パプリカ、うなぎの蒲焼きをのせる。

4 ごまドレッシングをかけ、サニーレタスで包んでいただく。

美肌ポイント

うなぎに含まれる脂質は、オメガ3脂肪酸のDHAやEPAがたっぷりでとてもヘルシーです。ビタミン類も豊富で、美容にも優秀な力を発揮する食材ですが、唯一ビタミンCが含まれていないため、ビタミンCの多い野菜と一緒に食べるのがおすすめです。

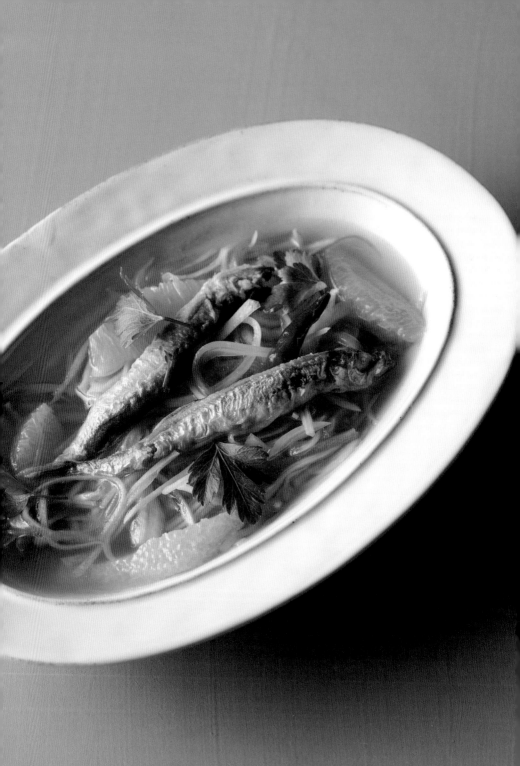

ししゃものエスカベッシュ
（洋風南蛮漬け）

エスカベッシュとは、洋風南蛮漬けのこと。酸味に酢やレモンではなく
オレンジを使うことで、甘酸っぱいさわやかな風味が楽しめます。

 調理時間
25分

たんぱく質
23.9g

糖質
21.2g

材料(2人分)

ししゃも	12尾
薄力粉	適量
玉ねぎ	1/4個
にんじん	1/4本
オレンジ	1/2個
オリーブ油	適量
A 白ワイン	50ml
米酢	50ml
塩	小さじ1/2
きび砂糖	大さじ2
ローリエ	1枚
赤唐辛子(種を抜く)	1/2本
黒こしょう	少々
イタリアンパセリ(あれば)	少々

作り方

1 玉ねぎは繊維に沿って薄切りにする。
にんじんは千切りにする。オレンジは果
肉を取り出す。

2 ししゃもは薄力粉をまぶし、中温
（170℃）に熱したオリーブ油でカラリ
と揚げる。

3 小鍋に水100ml、**A**を入れて中火で5分
ほど煮立てる。

4 ボウルに1と2を入れて熱い3を加え、粗
熱が取れたら冷蔵庫で冷やす。

5 器に4を盛り、黒こしょうを振り、イタリア
ンパセリをあしらう。

美肌ポイント

ししゃもにはビタミンB2やビタミンE、ナイアシンが
含まれていて、美肌効果が高い食材です。にんじ
んには生のままだとビタミンCを破壊する酵素が含
まれますが、米酢のマリネ液を絡めることでビタミ
ンCの破壊を抑えられます。

右側縦書き：くすみ　肌荒れ　吹き出物　たるみ　アトピー

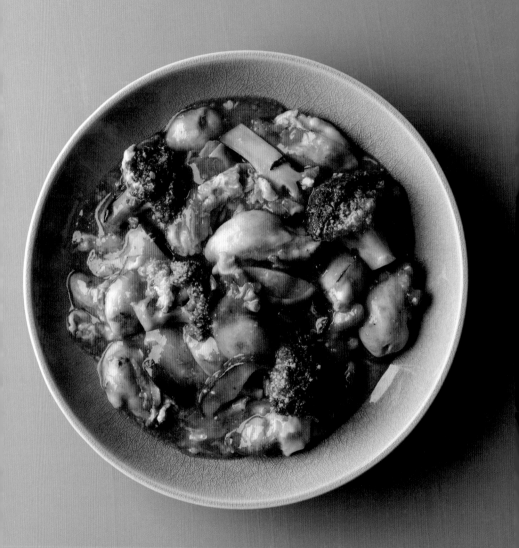

かきのチリソース

えびチリならぬかきチリも美味。プリッとしたかきがチリソースによく絡んでうま味抜群です。ブロッコリーとしいたけも加えて美肌効果もアップ。

 調理時間 25分　たんぱく質 21.3g　糖質 22.5g

くすみ
シミ
肌荒れ
たるみ
アトピー

材料(2人分)

かき	24個
片栗粉	大さじ1
しいたけ	4枚
ブロッコリー	1/4株
卵	2個
ごま油	大さじ3

〈チリソース〉

にんにく	1かけ
しょうが	1かけ
豆板醤	小さじ1
トマトケチャップ	大さじ2
A ［ きび砂糖	小さじ1
酒	大さじ1/2
しょうゆ	大さじ1/2
チキンスープ	150ml

※鶏がらスープの素小さじ1を溶いたもの

塩・こしょう	少々
片栗粉	大さじ1/2

美肌ポイント

かきに含まれる亜鉛とセレンは、協力して抗酸化力を発揮します。また、セレンは油と一緒に摂ることで抗酸化力がより高まります。

作り方

1 かきは塩水でよく洗い、キッチンペーパーで水気をしっかり拭いて片栗粉をまぶす。

2 しいたけは石づきを取って8mm幅に切る。ブロッコリーは小房に分けて固めにゆでる。にんにく、しょうがはみじん切りにする。

3 フライパンにごま油大さじ1を熱して中火にし、しいたけとブロッコリーをさっと炒め、取り出す。

4 3のフライパンをキッチンペーパーできれいに拭き、ごま油大さじ1を熱して中火にし、かきを並べ入れ、両面を八分通り焼いて取り出す。

5 チリソースを作る。4のフライパンをキッチンペーパーできれいにし、ごま油大さじ1を熱して弱火にし、にんにく、しょうが、豆板醤、トマトケチャップを入れて、混ぜながら炒める。香りが立ったらチキンスープを加え、中火にし、Aを加える。

6 ひと煮立ちしたら、3、4を戻し入れ、倍量の水で溶いた片栗粉を加え、とろみをつける。溶き卵を流し入れ、全体を混ぜ合わせ、塩・こしょうで味を調える。

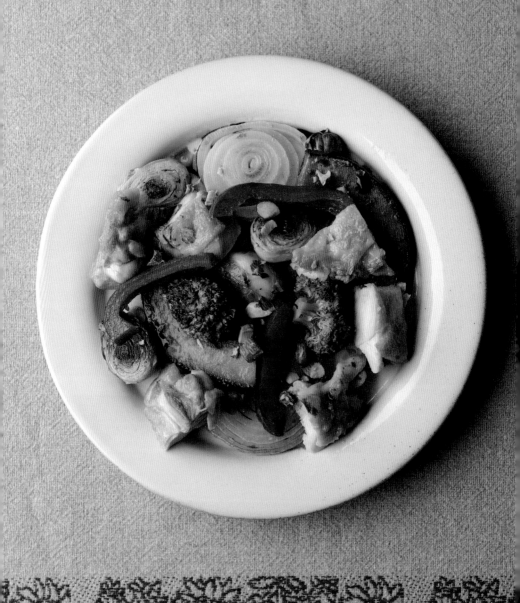

鶏肉と野菜の焼きサラダ

焦げ目がつくまで香ばしく焼いた野菜と鶏肉にナッツを散らして、
バルサミコ酢をかけたボリュームサラダです。
鶏肉は皮目から低温でじっくり焼いていくと、カリッと仕上がります。

調理時間	たんぱく質	糖質
25分	31.8g	17.6g

材料(2人分)

鶏もも肉	1枚（300g）
塩・こしょう	少々
芽キャベツ	4個
ブロッコリー	1/4株
玉ねぎ	1/4個
パプリカ(赤)	1/2個
かぼちゃ	75g
アーモンド	20g
オリーブ油	大さじ3
塩・こしょう	少々
バルサミコ酢	適量

作り方

1 鶏肉は余分な皮と脂肪を取り除き、塩・こしょうを振る。芽キャベツは半分に切る。ブロッコリーは小房に分ける。玉ねぎ、パプリカは1cm幅に切る。かぼちゃは8mm幅に切る。アーモンドは粗みじん切りにする。

2 フライパンにオリーブ油大さじ2を熱して中火にし、1の野菜を両面こんがり焼き、野菜を取り出す。

3 2のフライパンをキッチンペーパーできれいに拭き、オリーブ油大さじ1を入れ、鶏肉を両面こんがり焼き、ひと口大に切る。

4 皿に2、3を盛り、塩・こしょうを振り、アーモンドを散らし、バルサミコ酢を回しかける。

美肌ポイント

鶏肉には不足すると肌荒れしやすくなるビタミンAと、コラーゲンの材料であるたんぱく質が豊富。βカロテンやビタミンCが多い、芽キャベツ、ブロッコリー、パプリカ、かぼちゃと合わせることで、健康な肌を維持し、メラニン色素の生成も抑えます。

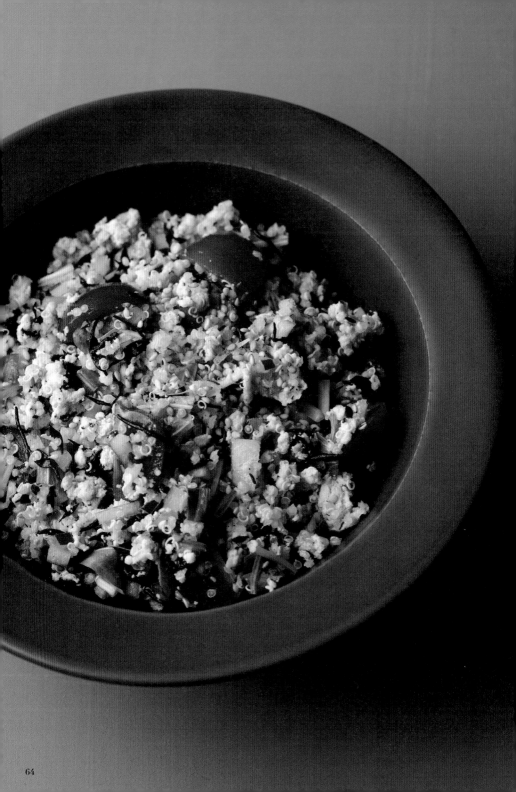

鶏ひき肉とキヌアの和風サラダ

スーパーフード・キヌアをクスクスに見立てたサラダです。
ひじきと鶏ひき肉、たっぷりの野菜を混ぜ込みます。
キヌアはまとめてゆでて冷凍保存 (2週間ほど) できます。

	調理時間	たんぱく質	糖質
	30分	25.5g	29.1g

くすみ シミ 肌荒れ たるみ

材料(2人分)

鶏ひき肉	200g
キヌア	70g
ひじき (乾燥)	20g
オリーブ油	大さじ1/2
水菜	1/6束
赤玉ねぎ	1/4個
ミニトマト	4個

A
酒	大さじ1
塩	小さじ1/2
こしょう	少々

B
白ごま	大さじ2
オリーブ油	大さじ2
レモン汁	大さじ1と1/2
塩	小さじ1/3

作り方

1 鍋に水200ml、キヌアを入れて火にかけ、沸騰したら弱火で15分ほどゆで、ザルに上げる。ひじきは水に15分ほど浸けて戻し、ザルに上げてさっと洗う。

2 水菜は1cm幅に切る。赤玉ねぎはみじん切りにする。ミニトマトは4等分に切る。

3 フライパンにオリーブ油大さじ1/2を熱して中火にし、鶏ひき肉とひじきを炒め、Aを加える。

4 ボウルにキヌア、2、3、Bを入れ、混ぜ合わせる。

美肌ポイント

高い栄養価を持つスーパーフードとして知られる**キヌア**は、ビタミンB群、鉄、亜鉛、カリウム、カルシウム、葉酸など、ビタミンとミネラルがバランスよく摂れます。鉄分は**ミニトマト**や**レモン**汁のビタミンCでさらに吸収がよくなります。

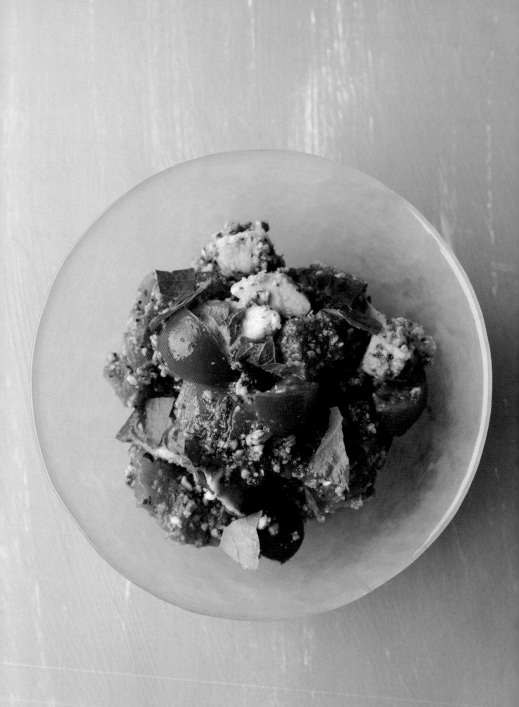

まぐろとアボカドの大葉ジェノベーゼ和え

大葉とアーモンドで作った大葉ジェノベーゼソースを
サイコロ状に切ったまぐろの刺身とアボカドに和えます。
ソースはフードプロセッサーで作ると、まろやかでさらに美味しくなります。

 調理時間　15分　｜　たんぱく質 32.4g　｜　糖質 4.8g

くすみ　シミ　肌荒れ　吹き出物　たるみ　アトピー

材料(2人分)

まぐろ	200g
アボカド	1個
ミニトマト	5個
大葉(飾り用)	1枚

〈大葉ジェノベーゼ〉(作りやすい量)

アーモンド	30g
大葉	9枚
にんにく	1/2かけ
A　オリーブ油	大さじ4
粉チーズ	大さじ2
塩	小さじ1/2

作り方

1 大葉ジェノベーゼを作る。アーモンド、大葉、にんにくをみじん切りにし、**A**を加え、よく混ぜる。

2 まぐろ、アボカドは1cm角に切る。ミニトマトは4等分に切る。

3 ボウルに**2**を入れ、**1**を適量加え、さっくり混ぜ合わせる。

4 器に**3**を盛り、ちぎった大葉をあしらう。

美肌ポイント

美肌効果の高いビタミンEが豊富なアボカドと、血液をきれいにするEPAたっぷりのまぐろの食べ合わせは、女性の敵といえる血行不良や冷え性の改善に最適。また、アボカドとミニトマトは、抗酸化作用の相乗効果で酸化ストレスに対抗し、アンチエイジングに期待できます。

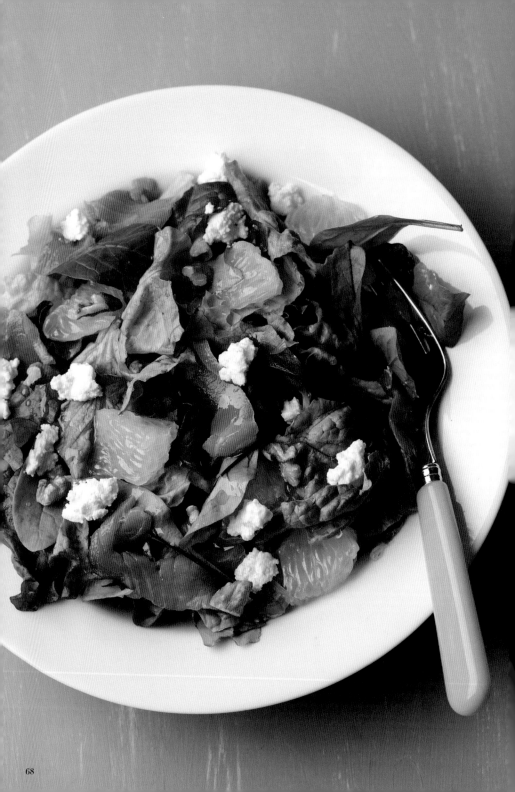

サーモンとグレープフルーツのサラダ

さわやかな酸味のグレープフルーツはサーモンと好相性です。
ドレッシングは瓶にすべての材料を入れて振ると簡単にできあがります。
多めに作っておくと何かと便利です（冷蔵庫で1カ月保存可）。

 調理時間
10分

たんぱく質
25.3g

糖質
12.1g

材料(2人分)

スモークサーモン	150g
グレープフルーツ	1個
くるみ	15g
サニーレタス	3枚
ベビーリーフ	1袋
カッテージチーズ	50g

A
- オリーブ油 ……… 大さじ3
- レモン汁 ……… 大さじ1
- 粒マスタード ……… 小さじ1
- 塩 ……… 小さじ1/2
- こしょう ……… 少々

作り方

1 スモークサーモンは食べやすい大きさに切る。グレープフルーツは果肉を取り出して3等分に切る。くるみは粗く刻む。

2 サニーレタスは食べやすい大きさに手でちぎり、ベビーリーフとともに冷水に浸け、パリッとしたら水気を切る。

3 **A**を混ぜる。

4 皿に **2**、グレープフルーツ、スモークサーモンを盛り合わせ、くるみ、カッテージチーズを散らし、**3**を回しかける。

美肌ポイント

サーモンに多く含まれるビタミンB群の一つ、パントテン酸は、糖質、脂質、たんぱく質の三大栄養素をエネルギーを変えるために不可欠な酵素を補助します。不足すると皮膚や粘膜の健康維持が難しくなります。

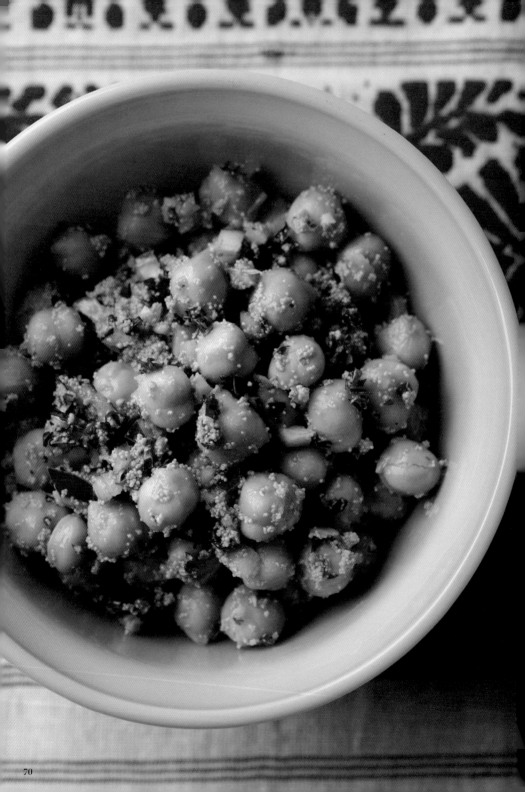

たらことひよこ豆の
レモンサラダ

ほくほくのひよこ豆にパラパラになるまで炒めた
たらこを絡めます。たっぷり加えたレモン汁がさっぱり味にまとめ上げて
くれます。ひよこ豆の水煮はメーカーによって塩気が違うので
加える塩の量は味をみながら増減してください。

 調理時間
10分

たんぱく質
21.9g

糖質
18.5g

くすみ

肌荒れ

たるみ

材料(2人分)

たらこ	100g
ひよこ豆の水煮	200g
赤玉ねぎ	50g
パセリのみじん切り	大さじ1
オリーブ油	大さじ2
レモン汁	大さじ1
塩	小さじ1/3

作り方

1 たらこは薄皮を取り除く。ひよこ豆は
さっと洗い、ザルに上げて水気を切る。
赤玉ねぎはみじん切りにする。

2 フライパンにオリーブ油を熱して中火に
し、たらこを入れ、パラパラになるまで
炒める。

3 ボウルにすべての材料を入れ、混ぜ合
わせる。味が足りなければ、塩で味を
調える。

美肌
ポイント

鉄分が多く含まれたひよこ豆と、ビタミンCたっぷり
のレモンは、鉄分の吸収をよくする相性抜群の組
み合わせ。たらこ100gは、鶏ささみ100gのたんぱ
く質量に匹敵し、ナイアシン、パントテン酸、ビタミ
ンB12など、ビタミンB群も豊富です。

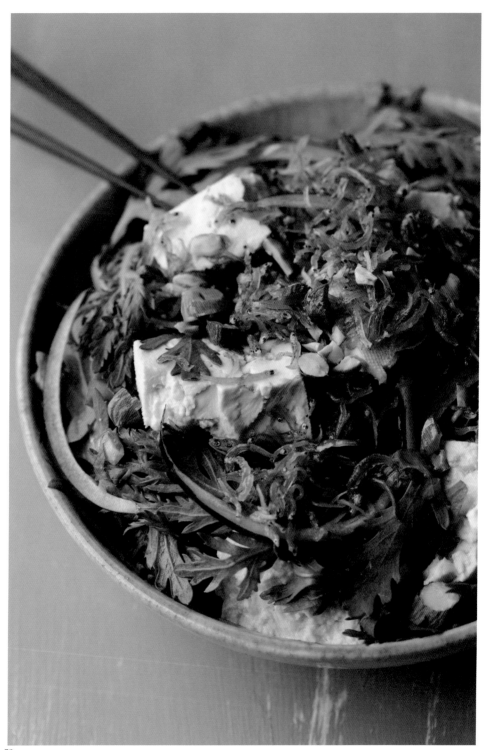

じゃこと春菊の豆腐サラダ

ごま油でカリカリに炒めたじゃこが食感のアクセントです。
木綿豆腐はしっかりと水切りすると食べごたえが増します。
ポン酢とごま油を混ぜただけの簡単ドレッシングは
和風サラダによく合うので、覚えておくと重宝します。

くすみ ェ 肌荒れ ェ たるみ

調理時間
15分

たんぱく質
23.6g

糖質
4.6g

材料(2人分)

ちりめんじゃこ ……………………… 75g
ごま油 ………………………… 小さじ1
木綿豆腐 …………… 1/2丁(150g)
アーモンド ……………………… 10g
赤玉ねぎ ……………………… 1/6個
春菊 ………………………… 1/2束
A ┌ ポン酢 ………………………… 大さじ3
　└ ごま油 ……………… 大さじ1と1/2

作り方

1 豆腐はザルに上げて10分ほど水切りする。アーモンドは粗みじん切りにする。赤玉ねぎは薄切りにする。春菊は根元の硬い部分を切り落とし、葉と茎を分けて、葉は食べやすい長さに、茎は2cm幅に切る。

2 フライパンにごま油小さじ1を熱して弱火にし、ちりめんじゃこをカリッとするまで炒める。

3 Aを混ぜる。

4 器に春菊、手でちぎった豆腐、赤玉ねぎを盛り、2をのせ、アーモンドを散らし、3を回しかける。

美肌
ポイント

野菜の中でも屈指のβカロテン含有量を誇る春菊は、体内で発生した活性酸素を無害化する力に優れています。また、鉄分やビタミンAも豊富なので、植物性たんぱく質が豊富な豆腐と合わせ、肌荒れを防止します。

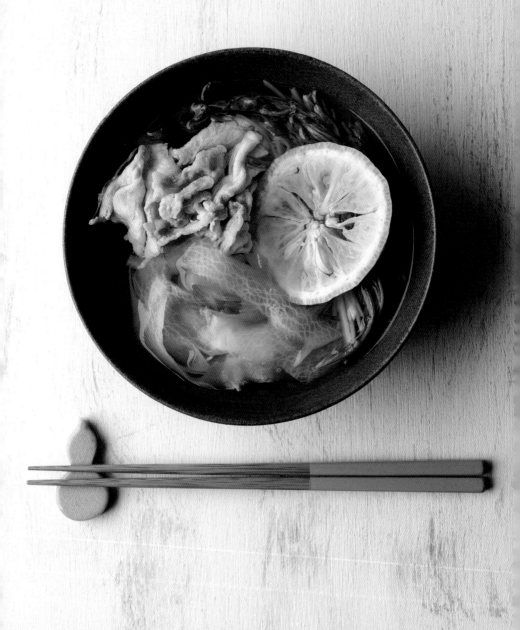

野菜たっぷり肉すい

肉すいとは大阪の肉の吸い物のことです。だし汁には
さっと火を通した肉、カラフルな野菜が入って食卓も華やぎます。
野菜をピーラーでそぐことにより包丁を使わないで済むうえ、
火の通りが早いので、時短になります。

くすみ ／ 肌荒れ ／ たるみ

 調理時間 10分　　たんぱく質 20.7g　　糖質 8.2g

材料(2人分)

豚ロース肉しゃぶしゃぶ用 …… 200g
にんじん ……………………… 50g
大根 …………………………… 100g
水菜 ………………………… 1/4束
柚子 …………………………… 1個
※レモンでもOK

A
酒 ………………………… 大さじ1
白だし …………………… 大さじ2
塩 ……………………… 小さじ2/3

作り方

1 にんじん、大根はピーラーで薄くそぐ。
水菜は5cm幅に切る。

2 柚子は2枚を輪切りにし、残りは果汁を
搾る。

3 鍋に水500ml、Aを強火にかけ、沸騰し
たら中火にし、1を入れ、豚肉を広げな
がら加える。火が通ったら器に盛り、柚
子の搾り汁をかけ、柚子の輪切りをの
せる。

美肌
ポイント

豚肉にはたんぱく質、ビタミン、ミネラルがバ
ランスよく含まれていますが、ビタミンAやβ
カロテンが不足しています。その2つが含ま
れているにんじん、水菜を一緒に食べること
で、栄養バランスが整います。

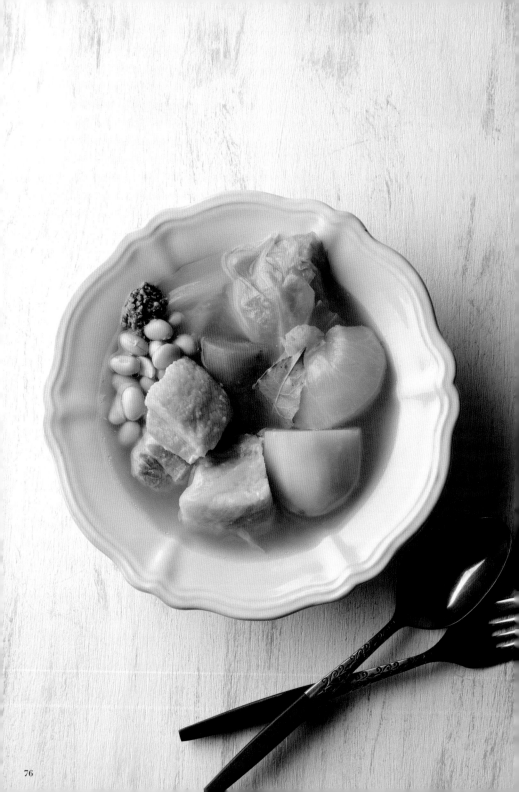

塩麹豚と大豆のポトフ風スープ

塩麹豚のうま味が大豆や野菜にしっかりと染みたスープです。
調味料はシンプルなのに深みがあり、素材の味を引き立てます。
豚肉に塩麹をまぶすことによって、肉がやわらかく仕上がります。

調理時間
45分

たんぱく質
25.3g

糖質
16.4g

くすみ / 肌荒れ / 吹き出物 / たるみ / アトピー

材料(2人分)

豚ばら肉(ブロック)	200g
塩麹	大さじ1
※または塩	小さじ1
大豆の水煮	100g
玉ねぎ	1/2個
キャベツ	葉3〜4枚(150g)
にんじん	1/2本
かぶ	1個
じゃがいも	1個
白ワイン(または酒)	大さじ3
ローリエ	1枚
塩・こしょう	少々
粒マスタード	適量

作り方

1 豚肉に塩麹をまぶし、15分置き、4等分に切る。

2 玉ねぎ、キャベツは半分に切る。にんじんは皮ごと縦半分に切る。かぶは茎を少し残して葉を切り落とし、半分に切る。じゃがいもは半分に切り、水にさらす。

3 厚手の鍋に水1L、豚肉、玉ねぎ、キャベツ、にんじん、白ワイン、ローリエを入れて中火にかける。沸騰したらアクを取り、弱火で20分ほど煮る。

4 大豆、じゃがいも、かぶの順に加え、じゃがいもに竹串がスッと通るまで煮る。途中で水が減っていたら適宜足す。塩・こしょうで味を調える。

5 器に4を入れ、粒マスタードを添える。

美肌ポイント

豚肉のビタミンB1は鶏肉や牛肉の5〜10倍の多さ。このビタミンB1の吸収を助ける硫化アリルが含まれる玉ねぎも一緒に食べると、ビタミンB1の吸収量がアップします。

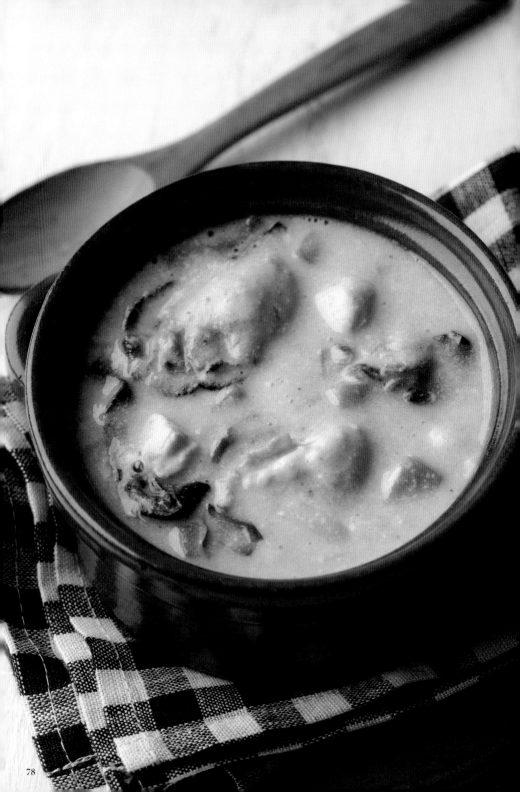

かきの豆乳チャウダー

かきのうま味たっぷりのチャウダーは、豆乳仕立てで
あっさりとした味わいですが、鶏むね肉も入って食べごたえがあります。
かきは加熱しすぎると固くなってしまうので、注意しましょう。

くすみ / 肌荒れ / たるみ / アトピー

調理時間
30分

たんぱく質
22.5g

糖質
19.1g

材料(2人分)

かき(加熱用)	8個
鶏むね肉	100g
ほうれん草	2株
じゃがいも	1/2個
にんじん	30g
玉ねぎ	1/4個
オリーブ油	大さじ1
コンソメスープの素	1個
豆乳	200ml
酒粕	大さじ2
塩・こしょう	少々
片栗粉	大さじ1

作り方

1 かきは塩水でよく洗い、キッチンペーパーで水気をしっかり拭く。

2 ほうれん草は根元を切り落として2cm幅に切る。じゃがいも、にんじん、玉ねぎ、鶏肉は1cm角に切る。

3 鍋にオリーブ油を熱して中火にし、鶏肉、じゃがいも、にんじん、玉ねぎをさっと炒める。

4 水300ml、コンソメスープの素を加えて強火にし、沸騰したらアクを取り除き、弱火にして野菜がやわらかくなるまで煮る。

5 豆乳を加え、沸騰したら、かき、ほうれん草、酒粕を加え、塩・こしょうで味を調える。再沸騰したら、倍量の水で溶いた片栗粉を加えてとろみをつける。

美肌
ポイント

新陳代謝を活発にするかきの亜鉛、女性ホルモンのエストロゲンと似た働きをする豆乳の大豆イソフラボン、皮膚を保護する鶏肉のレチノールが美肌に導きます。健康食品として注目される酒粕は美肌成分の宝庫。たんぱく質、ビタミンB群で肌に潤いを与え、アルブチンで美白効果を高めます。

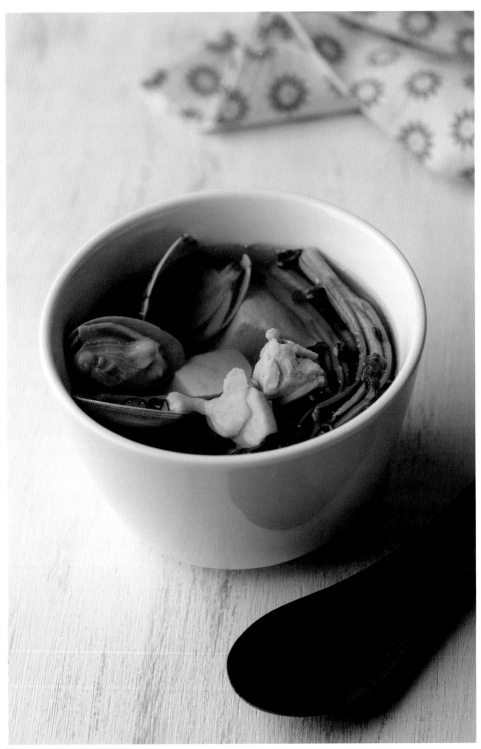

あさりと鶏肉と豆腐のスープ

スープ

ナンプラーで味付けしたエスニック風味のスープです。
仕上げにレモンを搾って、さわやかにいただきます。
クレソンの代わりに豆苗でも合います。

くすみ｜肌荒れ｜たるみ

🕐 調理時間 15分　たんぱく質 20.5g　糖質 1.3g

材料(2人分)

あさり	150g
鶏もも肉	150g
木綿豆腐	150g
クレソン	1束
鶏がらスープの素	大さじ1
酒	大さじ1
A［ ナンプラー	小さじ1
赤唐辛子	1/2本
レモン	1/4個

作り方

1 あさりは50度洗い (p33参照) をする。

2 鶏肉は1.5cm角に切る。豆腐は2cm角に切る。クレソンは長さ半分に切る。赤唐辛子は種を取り、小口切りにする。

3 鍋に水400ml、鶏がらスープの素を入れて強火にかける。沸騰したら、鶏肉と酒を加え、再沸騰したらアクを取り、中火にする。

4 鶏肉に火が通ったら、豆腐、あさり、Aの順に加え、あさりの口が開いたら、クレソンを加え、火から下ろす。

5 器に4を入れ、レモンを搾る。

美肌ポイント

あさりはビタミンB2・B12、カルシウム、鉄が豊富。木綿豆腐にもあさりと同量の鉄が含まれますが、吸収しにくい非ヘム鉄。非ヘム鉄は、ビタミンCの多いクレソンとレモンを一緒に取ることで、吸収力がアップします。

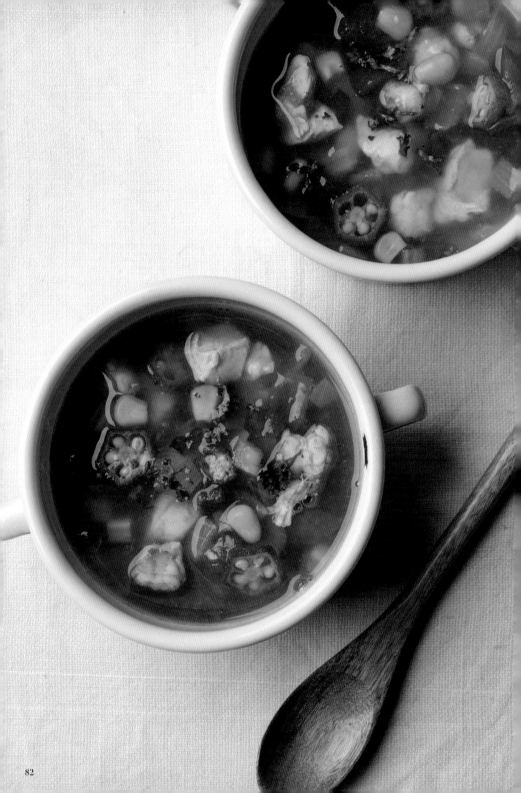

ガンボスープ

アメリカ南部ルイジアナ州の郷土料理・ケイジャン料理の定番としても
よく知られている一品。オクラが入っているのが特徴です。
一味唐辛子の量で好みの辛さに調整してください。

調理時間	たんぱく質	糖質
30分	23.9g	11.1g

材料(2人分)

えび	6尾(120g)
鶏むね肉	100g
玉ねぎ	1/4個
セロリ	1/4本
ピーマン	1個
パプリカ(赤)	1/4個
オクラ	4本
トマト	1/2個
とうもろこし(缶詰)	50g
オリーブ油	大さじ1/2
酒	大さじ1
A ┌ コンソメスープの素	1個
┤ 塩	小さじ1/3
└ 一味唐辛子	小さじ1/4
パセリのみじん切り	少々

作り方

1 えびは殻と背わたを取り除き、塩水で洗い、キッチンペーパーで水気を拭き、食べやすい大きさに切る。

2 鶏肉、トマトは1cm角に切る。玉ねぎ、セロリ、ピーマン、パプリカは5mm角に切る。オクラは5mm幅に切る。

3 鍋にオリーブ油を熱して中火にし、鶏肉、玉ねぎ、セロリ、ピーマン、パプリカの順に入れ、しんなりするまで炒める。

4 酒を加え、アルコール分を飛ばし、水600ml、A、オクラ、トマトを加えて強火にし、沸騰したらアクを取り、弱火で10分ほど煮る。

5 とうもろこしとえびを加え、えびに火が通ったら火から下ろす。

6 器に5を入れ、パセリを散らす。

美肌ポイント

えびには強い抗酸化作用のあるアスタキサンチンが含まれ、体内の活性酸素を減らす効果があります。また、たんぱく質が多いだけでなく、たんぱく質の代謝に不可欠なビタミンB群の一つであるナイアシンも含み、効率的にたんぱく質を摂ることができます。

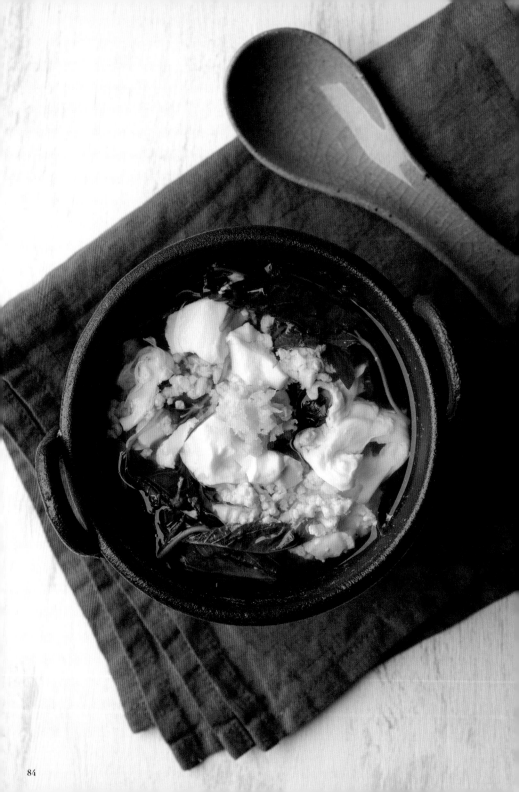

モロヘイヤとえのきの
とろとろスープ

刻んだモロヘイヤのとろみが美味しい中華スープです。
豆腐と卵白（全卵でもOK!）を加えてたんぱく質をプラスします。
鶏ひき肉は沸騰したら、しっかりアクを取り除きましょう。

くすみ ／ 肌荒れ ／ たるみ

調理時間
10分

たんぱく質
20.6g

糖質
3.7g

材料(2人分)

鶏むねひき肉	100g
モロヘイヤ	100g
絹ごし豆腐	200g
卵白	2個分
A 鶏がらスープの素	大さじ1
酒	大さじ1
塩	小さじ1/2
こしょう	少々
おろししょうが	少々

作り方

1 モロヘイヤは茎の硬い部分を切り落とし、2cm幅に切る。卵白は溶きほぐす。

2 鍋に水600ml、A、鶏ひき肉を入れ、強火にかける。沸騰したらアクを取り、中火にし、モロヘイヤを加え、火が通ったら、豆腐を手でちぎりながら加える。

3 再沸騰したら、全体を大きく混ぜながら卵白を加え、塩・こしょうで味を調える。

4 器に3を入れ、おろししょうがをのせる。

美肌
ポイント

アラビア語で「王様だけのもの」という意味を持つ**モロヘイヤ**。その名のとおり、食物繊維、ビタミン、ミネラルをバランスよく含む高い栄養価が特徴。特に、体内でビタミンAに代わり抗酸化力を発揮するβカロテンが豊富。ネバネバのもと、ムチンは腸粘膜を保護し、たんぱく質の消化、吸収を助けます。

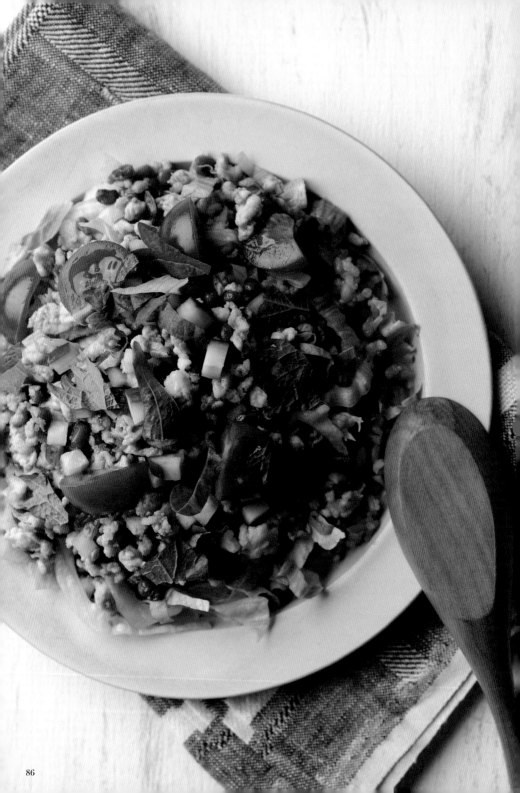

納豆ひき肉ガパオご飯

エスニックのガパオライスの応用版です。
納豆が決め手！ 玄米ご飯や雑穀ご飯によく合います。
ひき肉を炒める際は焼きつけるようにして
しっかり炒めると臭みが飛びます。豚ひき肉で作ってもOK！

調理時間 20分　たんぱく質 36.3g　糖質 27.9g

くすみ
シミ
肌荒れ
吹き出物
たるみ
アトピー

材料(2人分)

鶏むねひき肉	300g
納豆	2パック
きゅうり	1/4本
ミニトマト	4個
レタス	150g
にんにく	1/2かけ
赤唐辛子	1/2本
ごま油	大さじ1/2
大葉	2枚
A　しょうゆ	大さじ1
ナンプラー	大さじ1
オイスターソース	大さじ1
塩・こしょう	少々
雑穀ご飯	100g

作り方

1. きゅうりは5mm角に切る。ミニトマトは4等分に切る。レタスは千切りにする。にんにくはみじん切りにする。赤唐辛子は種を取り除き、小口切りにする。

2. フライパンにごま油を熱して中火にし、にんにくと赤唐辛子を入れ、香りが立ったら、ひき肉を加え、パラパラになるまで炒める。

3. 納豆、Aを加え、汁気がなくなるまで炒め、塩・こしょうで味を調える。

4. 皿に雑穀ご飯とレタスを盛り、3をのせ、きゅうりとミニトマト、ちぎった大葉を散らす。

美肌ポイント

メチオニンを多く含む鶏むねひき肉とビタミンB6・B2の多い納豆の組み合わせは、美肌だけでなく、抜け毛対策にも効果的。また、納豆のビタミンKはカルシウムを骨に吸着させる働きがあり、骨粗しょう症が気になる女性には必須の栄養素です。

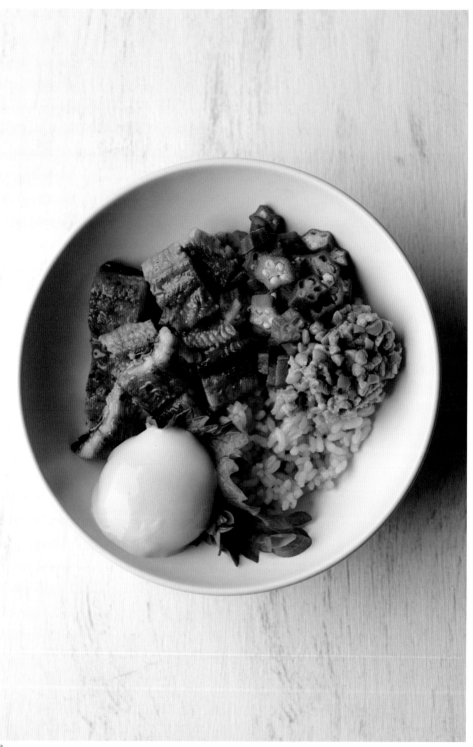

うなぎのスタミナ丼

うなぎを取り囲むのは、ひきわり納豆、オクラ、
温泉卵といった最強のメンバー。
納豆の代わりに長いも、オクラの代わりにモロヘイヤでもいけます。

 調理時間 10分　たんぱく質 28.5g　糖質 29.7g

材料(2人分)

うなぎの蒲焼き ……… 1尾(140g)
酒 …………………………… 少々
ひきわり納豆 ………………… 1パック
温泉卵 ………………………… 2個
オクラ ………………………… 2本
大葉 …………………………… 4枚
玄米ご飯 …………………… 150g
うなぎの蒲焼きのたれ ……… 1袋

作り方

1　うなぎの蒲焼きは耐熱皿にのせ、酒を振り、ラップをして、電子レンジ(500W)で20秒ほど加熱し、3cm幅に切り、さらに縦半分に切る。

2　オクラはさっとゆでて、小口切りにする。

3　器に温かい玄米ご飯を盛り、大葉を敷き、うなぎ、オクラ、ひきわり納豆、温泉卵をのせ、たれを回しかける。

美肌ポイント

ターンオーバーに欠かせないビタミンAとB群はうなぎ1尾で1日に必要な摂取量をまかなえます。発酵食品のひきわり納豆と、腸粘膜を保護するムチンを含むオクラの整腸作用、抗酸化作用の強いビタミンEを含む大葉で、疲れた肌と体がよみがえります。

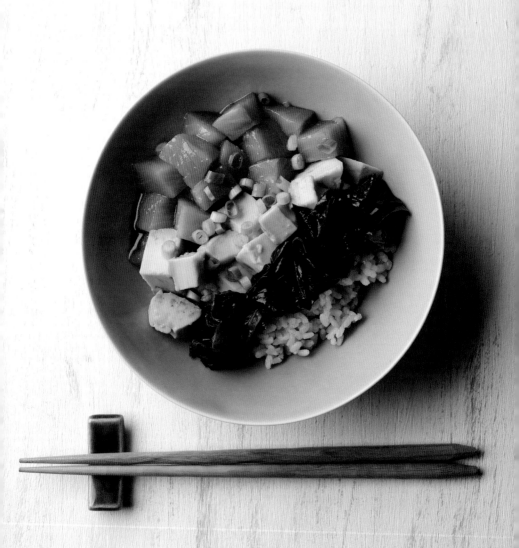

サーモンとアボカドのわかめ丼

サーモンをしょうがたっぷりの漬けだれに漬け、
アボカドとわかめと一緒に玄米ご飯にのせていただきます。
さらに納豆や長いもをのせると美肌力もアップします。

 調理時間 15分　たんぱく質 27.7g　糖質 29.8g

材料(2人分)

サーモン(刺身用) ………… 200g
アボカド ……………………… 1個
わかめ(刺身用) …………… 50g
A ┌ しょうゆ ………… 大さじ1と1/2
　│ 酒 ………………………… 小さじ1
　└ みりん ………………… 小さじ1
おろししょうが ………… 大さじ1/2
玄米ご飯 ………………… 150g
万能ねぎ(小口切り) ………… 少々

作り方

1 Aを合わせ、ラップをしないで、電子レンジ(500W)に30秒加熱して、冷ます。

2 サーモンは1.5cm角に切り、1、おろししょうがと合わせ、10分ほど漬け込む。

3 アボカドは半分に切り、種を取って皮をむき、1.5cm角に切る。わかめは食べやすい大きさに切る。

4 器に玄米ご飯を盛り、2、3をのせ、万能ねぎを散らす。

美肌ポイント

サーモンに含まれるアスタキサンチン、アボカドに含まれるビタミンE、わかめに含まれるフコイダンの抗酸化力で肌の老化を食い止めます。また、フコイダンには抗アレルギー作用があり、アトピー性皮膚炎の症状改善も期待できます。

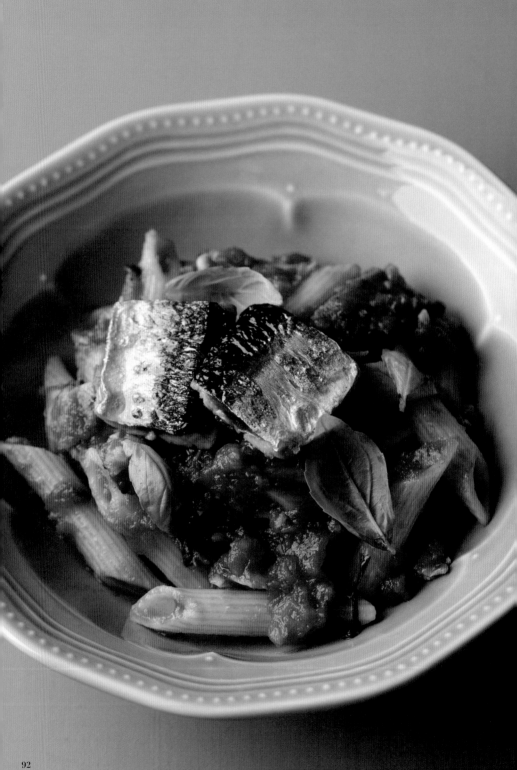

さんまのトマトソースパスタ

トマトソースとカリッと香ばしく焼き上げたさんまの絶妙な取り合わせ。
お好みで、焼いたかぼちゃやズッキーニをのせてもGOOD!
ペンネは見た目のボリュームが増して、満足感の高いパスタになります。

くすみ ／ シミ ／ 肌荒れ ／ たるみ

調理時間 30分 ／ たんぱく質 24.3g ／ 糖質 29.8g

材料(2人分)

さんま(3枚おろし)
......................2尾分(200g)
塩・こしょう .... 少々
オリーブ油 大さじ1と1/2
白ワイン(または酒) 大さじ2
ペンネ 70g
バジルの葉(あれば) .... 少々

〈トマトソース(作りやすい量)〉
トマトの水煮缶 1缶
オリーブ油 大さじ2
にんにく 1かけ
バジルの葉(あれば) 5枚分
塩 小さじ1/2

美肌ポイント

さんまには、良質なたんぱく質はもちろん、脳機能を高めるDHAやEPAなど良質な脂質、カルシウムの吸収を促進するビタミンDや、活性酸素を抑えるビタミンEが豊富です。

作り方

1 トマトソースを作る。フライパンにオリーブ油とにんにくのみじん切りを入れて弱火にかけ、香りが立ったらトマト缶を加えて中火にし、2/3ほどの量に煮詰める。バジルの葉のみじん切りと塩を加えて、火を止める。

2 さんまは 両面に塩・こしょうを振り、4等分に切る。

3 ペンネは多めの塩(分量外)を入れて表示時間を目安にゆでる。

4 フライパンにオリーブ油を熱して中火にし、さんまの両面をこんがり焼き、トッピング用の4切れを取り出す。

5 トマトソース、白ワインを加え、さんまを木べらで潰しながらひと煮立ちさせ、3を加え、塩で味を調える。

6 皿に5を盛り、トッピング用のさんまをのせ、バジルの葉をあしらう。

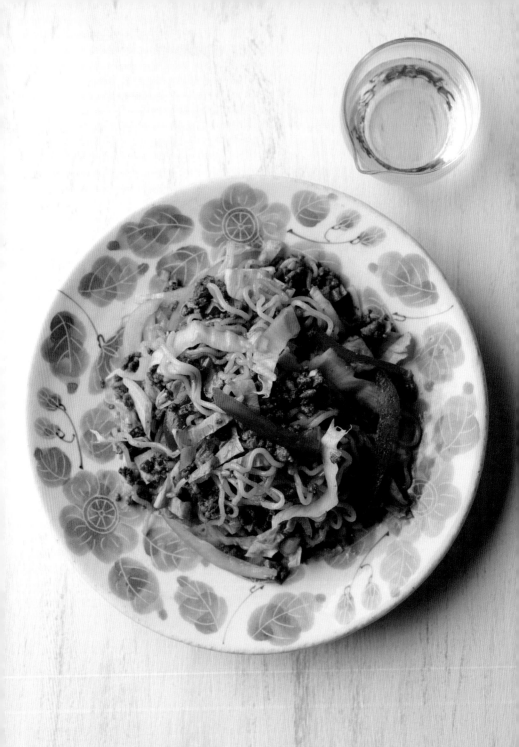

トマトとレタスの肉みそ麺

焼きそばに肉みそ、たっぷりのトマトとレタスを混ぜていただきます。
具だくさんなので少なめの麺で大満足!
肉みそは多めに作って冷凍保存 (2週間ほど) できます。

調理時間	たんぱく質	糖質
15分	23.9g	29.9g

材料(2人分)

焼きそば麺	1玉(150g)
レタス	1/2個
パプリカ(赤・黄)	各1/4個
ごま油	大さじ1
塩	小さじ1/4

〈肉みそ〉

豚ひき肉	200g
しょうが	1かけ
にんにく	1かけ
ねぎ	10センチ
ごま油	大さじ1
A 酒	大さじ1
みそ	小さじ2
みりん	小さじ1
オイスターソース	小さじ1
しょうゆ	大さじ2

酢	適量

作り方

1 レタスは冷水に放ちパリッとさせてから水気を切り、千切りにする。パプリカは種とわたを取り除き、千切りにする。しょうが、にんにく、ねぎはみじん切りにする。

2 肉みそを作る。フライパンにごま油、しょうが、にんにく、ねぎを入れて弱火にかけ、香りが立ったらひき肉を加えて中火にし、パラパラになるまで炒める。酒を加えアルコール分が飛んだら、混ぜ合わせた**A**を加えて炒め合わせる。

3 フライパンにごま油を熱して中火にし、焼きそばをほぐしながら炒め、油がなじんだら水大さじ1を加え、水分が飛んだら塩で味をつける。

4 レタス、パプリカ、肉みそを加えて混ぜ、皿に盛り、酢をかけていただく。

美肌
ポイント

レタスは90%以上が水分ですが、食物繊維、βカロテン、ビタミンC・E、カリウム、カルシウムがバランスよく凝縮されています。

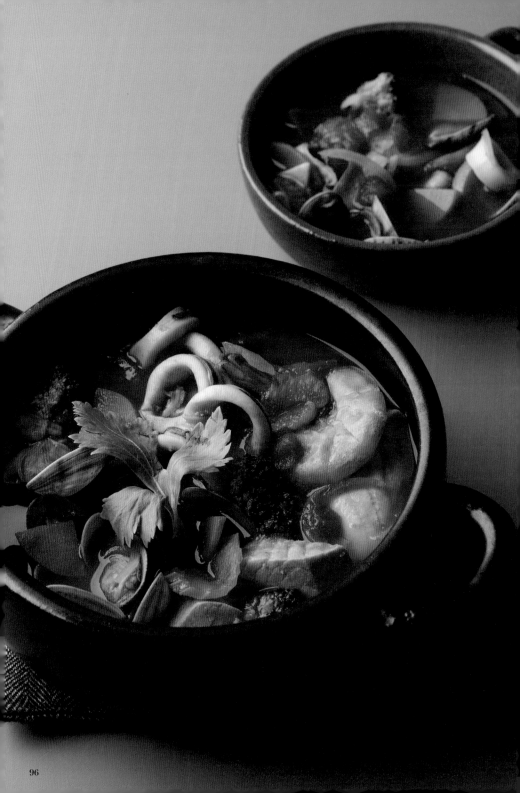

海鮮トマト鍋

魚介のうま味を利かせたイタリアンテイストの鍋です。
蒸し煮することでじゃがいもに早く火が通り、煮崩れるのを防ぎます。

 調理時間
40分

たんぱく質
44.9g

糖質
19.5g

くすみ シミ 肌荒れ 吹き出物 たるみ アトピー

材料(2人分)

鮭の切り身	2切れ(200g)
えび(中)	4尾(80g)
いか	1杯(100g)
あさり	150g
セロリ	1/2本
にんじん	1/4本
玉ねぎ	1/2個
じゃがいも	1個
ブロッコリー	1/4株
にんにく	1かけ
トマトの水煮缶	1缶
オリーブ油	大さじ1
白ワイン	100ml
塩	小さじ1と1/2

美肌ポイント

えび、いか、あさりには、肝機能を高めるアミノ酸の一種であるタウリンが豊富です。肝機能がアップすると解毒作用や代謝機能が高まり、美肌力もアップします。

作り方

1 あさりは50度洗い(p33参照)をする。鮭は4等分に切る。えびは殻の上から切れ目を入れて背わたを取り除き、塩水で洗う。いかは骨とわたを取り除いて洗い、食べやすい大きさに切る。

2 セロリは斜め薄切りにする(葉は飾り用に)。にんじんはいちょう切りにする。玉ねぎ、にんにくは薄切りにする。じゃがいもは4等分に切る。ブロッコリーは小房に分ける。

3 厚手の鍋にオリーブ油を熱して中火にし、にんにくと玉ねぎをしんなりするまで炒める。じゃがいもを加え、フタをして弱火にし、じゃがいもがやわらかくなるまで蒸し煮にする。

4 水400ml、トマト缶、白ワイン、1を加え強火にし、ひと煮立ちさせ、セロリ、にんじん、ブロッコリーを加え、沸騰したら中火にする。

5 具材に火が通ったら、塩で味を調える。仕上げにセロリの葉少々をのせる。

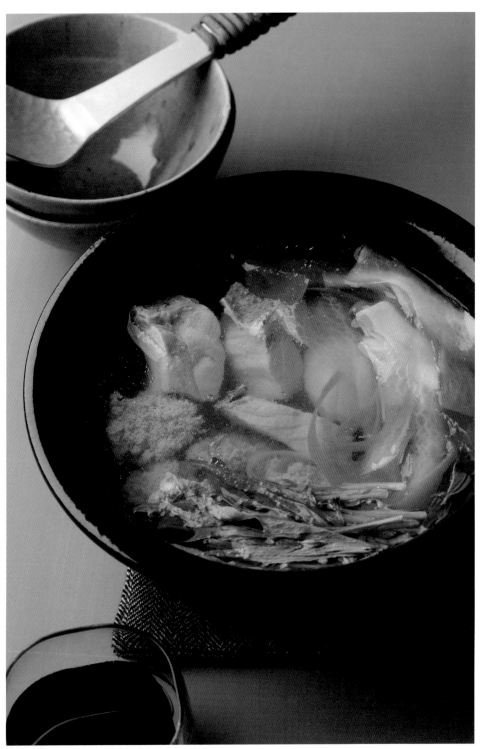

鮭とたらこのさっぱり鍋

鮭とぶつ切りにしたたらこ、水菜、ピーラーでそいだ大根やにんじんを
たっぷり加えていただきます。たらこの塩気とうま味がスープに溶け出して美味。
たらこは崩れやすいので、鍋に入れる際は優しく取り扱いましょう。

調理時間
15分

たんぱく質
36.9g

糖質
10.8g

材料(2人分)

鮭の切り身	2切れ(200g)
たらこ	2腹(100g)
水菜	1/2束
大根	150g
にんじん	1/2本
A ┌ 白だし	大さじ2
│ 酒	大さじ1
└ 塩	小さじ1/3
ポン酢	適量

作り方

1 鮭は4～5等分に切る。たらこは2cm幅
のぶつ切りにする。水菜は5～6cm幅に
切る。大根、にんじんはピーラーでそぎ
切りにする。

2 鍋に水700ml、Aを入れて強火にかけ、
沸騰したら中火にし、1を加える。火が
通ったらポン酢をつけていただく。

美肌
ポイント

鮭は抗酸化力に優れているだけでなく、たんぱく
質の代謝に欠かせないビタミンB1・B2・B6などの
ビタミンB群や、骨の健康に欠かせないビタミンD
が豊富。たらこにも、ビタミンB12やビタミンEなど、
美容効果の高い栄養素が含まれます。

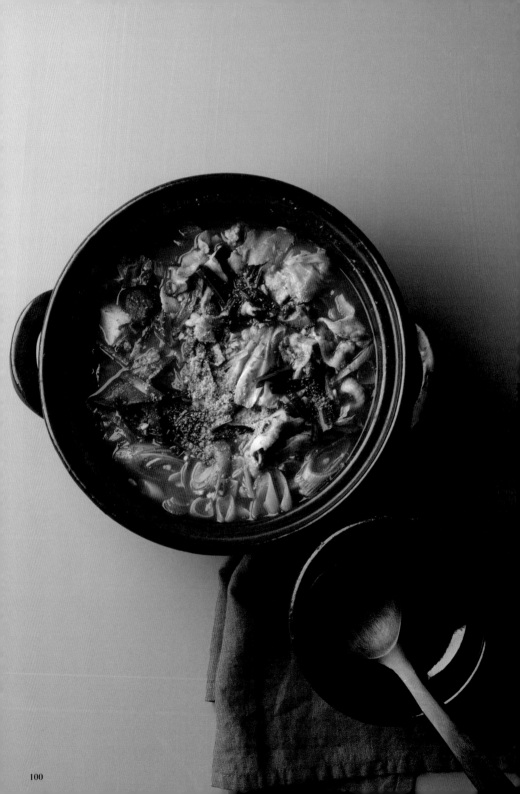

ひきわり納豆が決め手の
キムチ鍋

ひきわり納豆を加えることによって、うま味がプラスされます。
キムチを炒めると香りとコクが増します。

調理時間
30分

たんぱく質
27.1g

糖質
20.2g

材料(2人分)

豚バラ肉	150g
白菜キムチ	200g
木綿豆腐	1/2丁
キクラゲ	4g
しいたけ	4枚
キャベツ	200g
ねぎ	1/2本
にら	1/3束
にんにく	1かけ
ごま油	大さじ1
ひきわり納豆	1パック
A みそ	大さじ2
酒	大さじ2
塩麹	大さじ1
しょうゆ	小さじ1
一味唐辛子	大さじ1/2
すりごま	大さじ1

美肌
ポイント

日本を代表する発酵食品
のひきわり納豆と、乳酸菌
で発酵させた韓国代表の
発酵食品、キムチのタッグ
で腸内環境を整えます。

作り方

1 キクラゲはぬるま湯に15分ほど浸けて戻し、食べやすい大きさに切る。豚肉、にらは長さ4〜5cm幅に切る。白菜キムチは食べやすい大きさに切る。豆腐は6等分にする。しいたけは石づきを取り、4等分に切る。キャベツはざく切りにする。ねぎは斜め薄切りにする。

2 Aを混ぜる。

3 鍋にごま油を熱して中火にし、包丁でつぶしたにんにくを入れ、香りが立ったら豚肉を加えて炒める。肉の色が変わったら、キムチの1/2量を加えてさらに炒める。

4 水700mlを加えて強火にし、沸騰したら、豆腐、キャベツ、キクラゲ、しいたけ、ひきわり納豆の順に入れて中火で3分ほど煮る。

5 2、ねぎを加え、ひと煮立ちさせる。仕上げに残りのキムチとにらを加え、すりごまをかける。

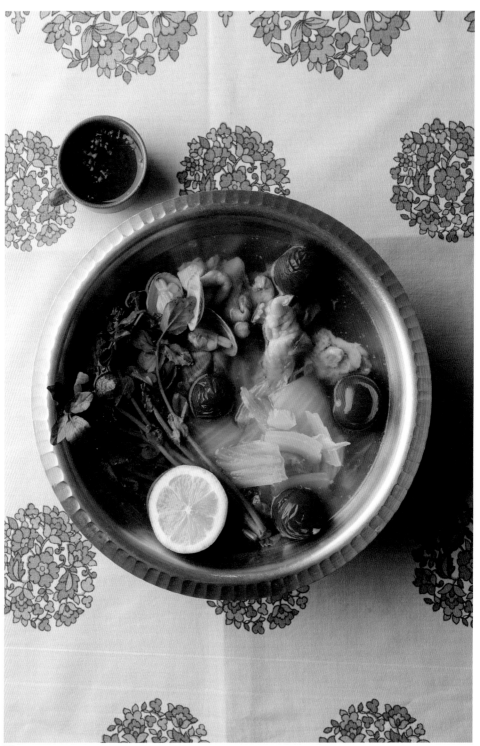

エスニック塩レモン鍋

ナンプラーとレモンで味付けしたさっぱり味の鍋です。
春雨がうま味を吸ってとてもおいしくなります。

 調理時間
20分

たんぱく質
32.8g

糖質
22.2g

材料(2人分)

鶏もも肉	1枚(300g)
あさり	200g
春雨	25g
白菜	1/8個
クレソン	1束
ミニトマト	8個

A
ナンプラー	大さじ2
酒	大さじ2
塩	小さじ2/3

レモン	1個

〈エスニックだれ〉

B
ナンプラー	大さじ2
レモン汁	大さじ2
水	大さじ2
きび砂糖	小さじ2/3
赤唐辛子のみじん切り	1本分
にんにくのみじん切り	少々

作り方

1. あさりは50度洗い(p33参照)をする。鶏もも肉はひと口大に切る。白菜は食べやすい大きさに切る。レモンを半分に切り、半分はレモン汁を搾る。

2. 鍋に水600ml、**A**を入れて強火にかけ、沸騰したらあさりを加え、殻が開いたらいったん取り出す。鶏肉、白菜、春雨を加えて中火にし、フタをして5分ほど煮る。

3. クレソン、ミニトマトを加え、あさりを戻し入れ、ひと煮立ちさせ、火を止める。

4. レモン汁を加え、レモンをのせる。

5. **B**を合わせたエスニックだれにつけながらいただく。

美肌ポイント

白菜やクレソン、ミニトマトなどには微量の鉄分や亜鉛が含まれますが、たっぷり使ったレモンのビタミンCの効果で吸収率がアップします。スープには水溶性のビタミンB群が溶け出ているので、余さず飲み干しましょう。

いわしの手開きのやり方

いわしはウロコを取る必要がほとんどなく、
下処理も開くのも簡単！
ぜひトライしてみてください。

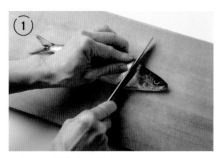

① いわしの頭を切り落とす

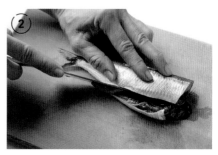

② 腹骨に沿って肛門まで包丁を入れる

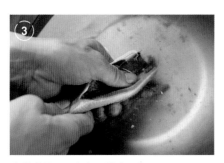

③ 内臓を取り、冷水で洗う

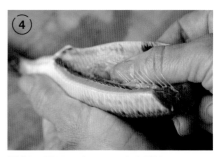

④ 親指で尾尻に向かって身を開く

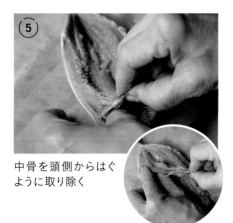

⑤ 中骨を頭側からはぐ
ように取り除く

⑥ 両側の腹骨を包丁で削ぎ切る

104

part 2

時間がないときの
コンビニ&作り置き美肌レシピ

帰りが遅くなってスーパーが閉まっても、コンビニで買える食材で
簡単に作れる料理や、そんな日に大助かりな作り置きメニューをそろえました。
作り置きを詰めるだけでお弁当にも。忙しくても美肌は目指せます!

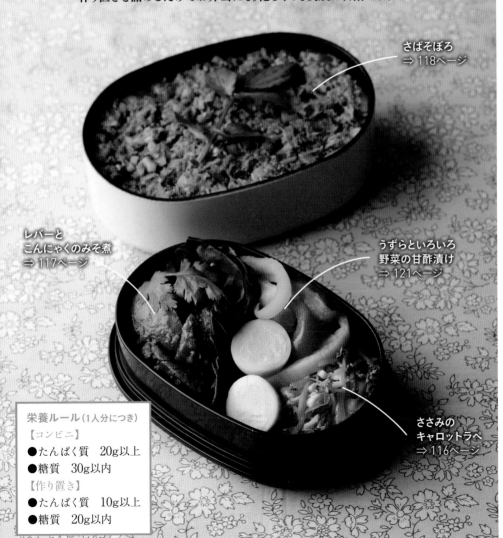

さばそぼろ
⇒ 118ページ

レバーと
こんにゃくのみそ煮
⇒ 117ページ

うずらといろいろ
野菜の甘酢漬け
⇒ 121ページ

ささみの
キャロットラペ
⇒ 116ページ

栄養ルール(1人分につき)
【コンビニ】
●たんぱく質　20g以上
●糖質　30g以内
【作り置き】
●たんぱく質　10g以上
●糖質　20g以内

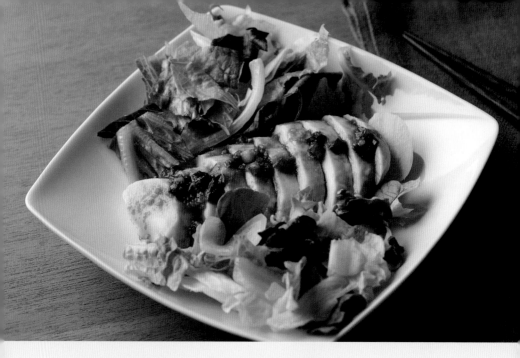

サラダチキンのよだれ鶏

（くすみ 工 肌荒れ 工 たるみ）

中華で人気のよだれ鶏がサラダチキンで作れます。たれを作るだけで完成です。
野菜をたっぷり添えて美肌効果を狙います。

調理時間
5分

たんぱく質
23.9g

糖質
5g

材料(2人分)

サラダチキン	2枚(200g)
カットサラダ用野菜	2袋(180g)

A ┌ 冷凍ねぎ ………………… 小さじ1
　│ おろししょうが(チューブ)
　│ ………………………… 小さじ1
　│ おろしにんにく(チューブ)
　│ ………………………… 小さじ1/2
　│ しょうゆ ………………… 大さじ2
　│ ポン酢 …………………… 大さじ1
　└ ラー油 …………………… 小さじ1

作り方

1 Aを混ぜ合わせる。

2 サラダチキンを1cm幅にスライスする。

3 皿にカット野菜を盛り、2をのせ、1をかける。

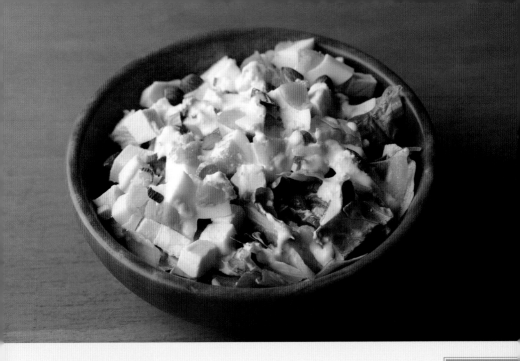

コブサラダ

具だくさんのコブサラダはこれひと皿だけでも大満足です。
ドレッシングは市販のシーザーサラダドレッシングにしてもいいでしょう。

調理時間	たんぱく質	糖質
10分	25.4g	5.3g

材料(2人分)

サラダチキン	1枚(100g)
ゆで卵	1個
プロセスチーズ	60g
アーモンド	20g
カットサラダ用野菜	2袋(180g)

A
粉チーズ	大さじ1
マヨネーズ	大さじ2
牛乳	大さじ2
酢	大さじ1と1/2
塩	小さじ1/3

作り方

1 サラダチキン、ゆで卵は1cm角に切る。プロセスチーズは5mm角に切る。アーモンドは粗みじん切りにする。

2 Aを混ぜる。

3 器にカット野菜、サラダチキン、ゆで卵、チーズを盛り、アーモンドを散らし、2を回しかける。

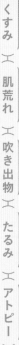

くすみ
肌荒れ
吹き出物
たるみ
アトピー

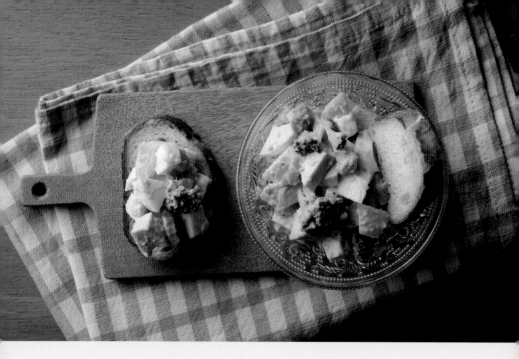

サラダチキンのオープンサンド

サラダチキンがおしゃれなオープンサンドに変身します。
マヨネーズにカレーパウダーを混ぜても美味しいです。

調理時間
5分

たんぱく質
31.8g

糖質
29.8g

くすみ

肌荒れ

吹き出物

たるみ

アトピー

材料(2人分)

サラダチキン	150g
ゆで卵	2個
冷凍ブロッコリー	50g
A マヨネーズ	大さじ2
粉チーズ	大さじ1
塩	小さじ1/4
こしょう	少々
バゲット	4枚(幅2cmのもの)

作り方

1 サラダチキンは1cm角に切る。ゆで卵はみじん切りにする。冷凍ブロッコリーは袋の表示に従って解凍し、食べやすい大きさに切る。

2 Aを混ぜる。

3 1と2を混ぜ、器に盛り、バゲットを添える。

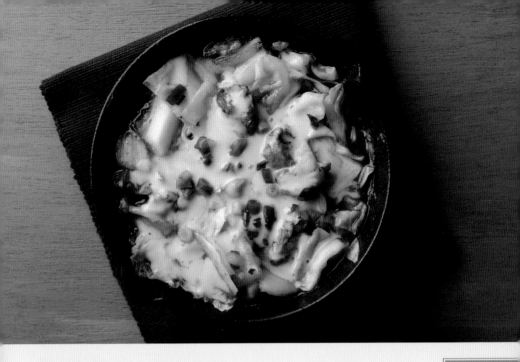

焼き鳥タッカルビ

キムチと焼き鳥缶でピリ辛風味のタッカルビができます。
たっぷり野菜ととろりチーズは、美肌効果も太鼓判です。

調理時間 10分　たんぱく質 25.7g　糖質 13.2g

材料(2人分)

A
- 焼き鳥缶 ····················· 2缶(150g)
- キムチ ···························· 100g
- おろしにんにく(チューブ) ···· 小さじ2

野菜炒めセット ··········· 1袋(200g)
ピザ用チーズ ······················ 75g
ごま油 ···························· 小さじ2
冷凍ねぎ ·························· 少々

作り方

1 Aを混ぜ合わせる(焼き鳥缶は汁ごと)。

2 フライパンにごま油を熱して中火にし、セット野菜を炒め、1を加え、さっと炒める。

3 チーズをのせ、弱火にしてフタをし、チーズが溶けたら冷凍ねぎを散らす。

くすみ　肌荒れ　吹き出物　アトピー

109

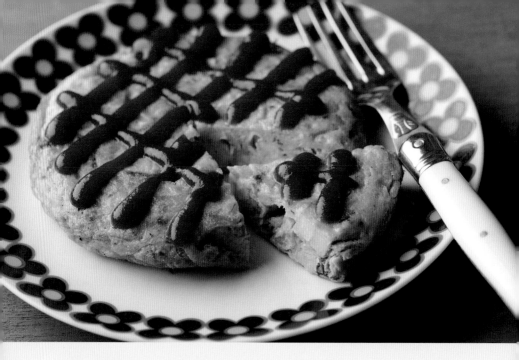

さば缶スペインオムレツ

さば缶とフライドポテトを使って、ボリューム満点のスペインオムレツを作ります。
冷凍ブロッコリーやほうれん草を足すと美肌効果がアップします。

調理時間
15分

たんぱく質
23.8g

糖質
12g

（くすみ ⊥ シミ ⊥ 肌荒れ ⊥ たるみ）

材料(2人分)

さば水煮缶	1/2缶(100g)
冷凍フライドポテト	50g
卵	4個
塩	小さじ1/3
こしょう	少々
オリーブ油	大さじ1
ケチャップ	適量

作り方

1 冷凍フライドポテトは袋の表示に従って解凍する。

2 ボウルに卵を入れて溶きほぐし、水気を切ったさば缶、1、塩、こしょうを加えて混ぜる。

3 フライパンにオリーブ油を熱して中火にし、2を流し入れる。全体を大きく混ぜ軽く焦げ目がついたら皿でフタをし、フライパンをひっくり返してオムレツを皿に移し、フライパンに戻す（表裏を返す）。弱火で色よく焼く。

2 皿に4を盛り、ケチャップをかける。

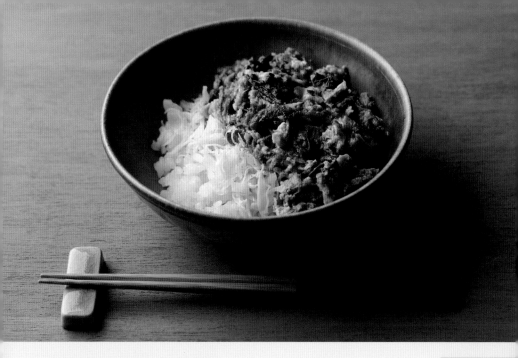

さばみそ卵とじ丼

コンビニ

さばのみそ煮缶と冷凍ほうれん草があれば、あっという間に作れます。
缶詰に味がしっかりついているので味付けいらずなのも助かります。

くすみ ⊥ 肌荒れ ⊥ たるみ

調理時間
10分

たんぱく質
30.9g

糖質
22.4g

材料(2人分)

さばみそ煮缶	1缶(200g)
冷凍ほうれん草	100g
卵	2個
カット野菜千切りキャベツ	200g
レトルトご飯	100g
塩	少々
七味唐辛子	少々

作り方

1 卵は溶きほぐす。キャベツは袋から出して耐熱容器に入れ、ラップをして電子レンジ(500W)で40秒ほど加熱する。

2 鍋に冷凍ほうれん草、水大さじ2、さば缶を汁ごと入れ、中火にかける。ひと煮立ちしたら、塩で味を調える。

3 溶き卵を加え、大きく混ぜ、フタをして弱火にする。卵に八分通り火が通ったら火から下ろす。

4 器に温めたご飯、キャベツ、3の順に盛り、七味唐辛子を振る。

111

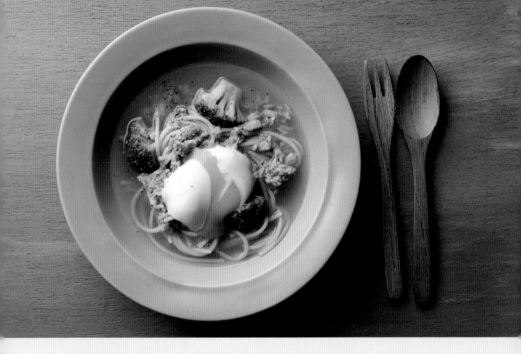

ツナとブロッコリーのスープカレーパスタ

スパゲッティはレンジで簡単にゆでられます。
包丁いらず、洗い物も少ないラクラクお助けレシピです。

くすみ　肌荒れ　たるみ

調理時間
10分

たんぱく質
23.5g

糖質
19.1g

材料(2人分)

ツナ缶(油漬け) ………… 2缶(140g)
冷凍ブロッコリー ………………… 50g
温泉卵 ………………………………… 2個
コンソメスープの素 …………… 1個
A ┌ カレーパウダー ………… 小さじ1
　│ 塩 ……………………………… 小さじ1/3
　└ こしょう ……………………………… 少々
スパゲッティ ……………………… 50g

作り方

1 スパゲッティを手で半分に折り、耐熱容器に水250ml、塩小さじ1/2(分量外)を入れ、電子レンジ(500W)で袋の表示のゆで時間より2分多めに加熱し、水気を切る。

2 鍋に水400ml、コンソメスープの素を入れ、火にかけ、沸騰したらブロッコリーを入れる。火が通ったらA、ツナ缶を汁ごと入れる。

3 器に1を入れ、2を注ぎ入れ、温泉卵をのせる。

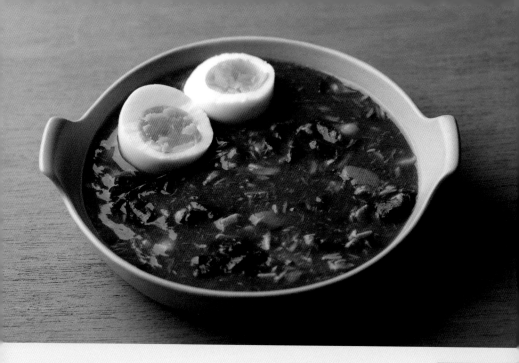

ツナカレー

なんと、冷凍フライドポテトがご飯代わりに！
ツナ缶の代わりにサバ缶で作っても美味しいです。

調理時間	たんぱく質	糖質
7分	21.7g	15.2g

材料(2人分)

ツナ缶(油漬け) ………… 2缶(140g)
冷凍ほうれん草 ………………… 50g
冷凍フライドポテト ……………… 50g
ゆで卵 …………………………… 2個
カレールー …………………… 2かけ
塩 ………………………… 小さじ1/2

作り方

1 ゆで卵は半分に切る。

2 耐熱容器に水400mlと1以外の材料を
すべて入れ（ツナ缶は汁ごと）、ラップ
をしないで、電子レンジ（500W）で5
分ほど加熱し、よく混ぜてルーを完全に
溶かす。

3 器に2を入れ、1をのせる。

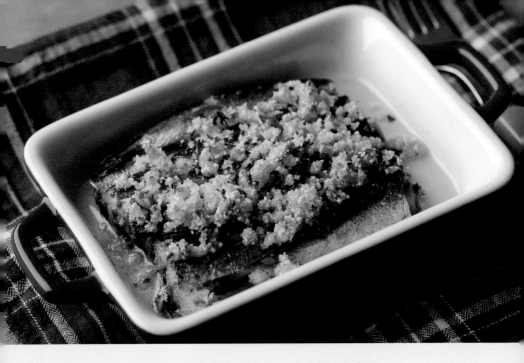

オイルサーディンのパン粉焼き

並べて焼くだけの簡単レシピです。
パン粉に粉チーズとパセリを混ぜると風味がアップします。

（くすみ）（肌荒れ）（吹き出物）（たるみ）（アトピー）

調理時間 5分　たんぱく質 19.4g　糖質 2g

材料(2人分)

オイルサーディン ………2缶(150g)
冷凍ほうれん草 ………………100g

A
┌ パン粉 ………………… 大さじ1
│ 粉チーズ ……………… 大さじ2
│ 塩 ……………………… 小さじ1/4
└ パセリのみじん切り … 大さじ1/2
塩・こしょう ………………… 少々

作り方

1 冷凍ほうれん草は袋の表示に従って解凍する。**A**を混ぜる。

2 耐熱容器に**1**のほうれん草を敷き、塩・こしょうを振り、オイルサーディンをのせる。**A**を散らし、オイルサーディンのオイル大さじ1を回しかける。

3 **2**をオーブントースターで焦げ目がつくまで焼く。

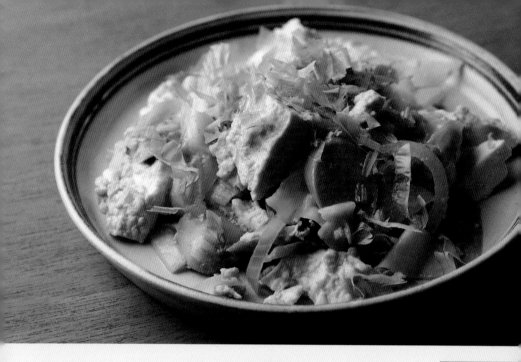

魚肉ソーセージの豆腐チャンプルー

コンビニ

魚肉ソーセージの優しい味が引き立つ一品です。
しょうゆの代わりに、ナンプラーやオイスターソースにしても美味。

調理時間
10分

たんぱく質
33g

糖質
16.8g

くすみ ⊥ 肌荒れ ⊥ たるみ

材料(2人分)

魚肉ソーセージ ············ 4本(200g)
木綿豆腐 ·················· 1丁(300g)
野菜炒めセット野菜 ·············· 150g
卵 ······························ 2個
塩 ····························· 少々
ごま油 ······················ 大さじ2
A ┌ しょうゆ ················ 大さじ1
  │ 酒 ···················· 大さじ1
  │ 鶏がらスープの素 ········ 小さじ1
  └ 塩・こしょう ············· 少々
削り節 ····················· 2袋(6g)

作り方

1 魚肉ソーセージは1cm幅の斜め切りにする。卵は溶きほぐしておく。豆腐は水気を切り、塩を振る。

2 フライパンにごま油を熱して中火にし、魚肉ソーセージを炒め、軽く焦げ目がついたら野菜を加えて炒め、豆腐をちぎりながら入れてざっと炒める。

3 A、卵を加え、炒め合わせる。削り節をかけていただく。

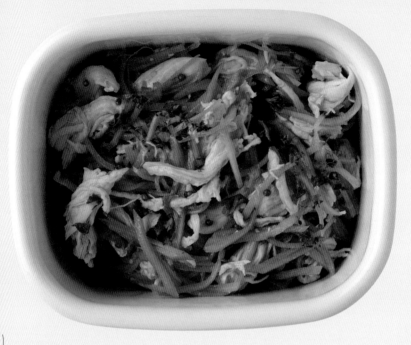

ささみのキャロットラペ

ちょっとした副菜が欲しいときに助かります。
ささみをしっとりゆで上げるのが美味しさのコツです。

調理時間	たんぱく質	糖質	保存
20分	20.5g	7.2g	冷蔵庫で1週間

（冷まし時間を含まず）

材料（2人分）

鶏ささみ肉	4本（160g）
にんじん	1本

A
米酢	大さじ1
オリーブ油	大さじ2
粒マスタード	小さじ1
はちみつ	小さじ1/2
塩	小さじ1/3
こしょう	少々

パセリのみじん切り	少々

作り方

1 鍋に湯を沸かし、ささみを入れて弱火にし、3分ほどゆでてそのまま冷ます。ささみを取り出し、手で細かく割く。

2 にんじんは千切りにする。**A**を混ぜる。

3 **1**と**2**を混ぜ合わせて、パセリを散らし、30分置く。

レバーとこんにゃくのみそ煮

美肌効果抜群のレバー、便秘予防のこんにゃく、発酵食品のみそ、
体を温めてくれるしょうがとねぎが入った強力レシピです。

調理時間 20分　たんぱく質 22.6g　糖質 9.5g　保存 冷蔵庫で3日

材料(2人分)

鶏レバー	200g
こんにゃく	100g
しょうが	1かけ
酒	大さじ2
A みそ	大さじ2
甘酒(無加糖濃縮タイプ)	大さじ2
しょうゆ	大さじ1
ごま油	大さじ1/2
万能ねぎ	1〜2本
七味唐辛子	少々

作り方

1 レバーはは余分な脂肪と筋を取り除き、ボウルに入れて3回ほど水を替えて洗い、キッチンペーパーで水気を拭き、食べやすい大きさに切る。こんにゃくはゆでてアク抜きをし、縦半分に切り、5mm幅に切る。しょうがは千切りにする。万能ねぎは小口切りにする。

2 鍋にごま油を熱して中火にし、しょうがとこんにゃくを炒め、油が回ったらレバーと酒を加え、さっと炒め合わせる。

3 水100ml、Aを加え、強めの中火にし、アクを取り、汁気がなくなるまで煮る。

4 万能ねぎと七味唐辛子をかけていただく。

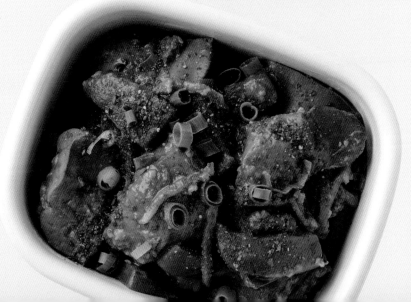

さばそぼろ

さばのみそ煮缶で作るそぼろはご飯にのせたり、卵焼きに混ぜたり
いろいろ使えて便利。日持ちもするので作り置きに大助かりです。
ごぼうや大豆の水煮を加えて作っても美味しいです。

調理時間	たんぱく質	糖質	保存
15分	17.4g	12.2g	冷蔵庫で1週間

材料(2人分)

さばみそ煮缶	1缶(200g)
にんじん	1/4本
れんこん	50g
ピーマン	1個
しいたけ	2枚
ごま油	大さじ1/2
塩	少々

作り方

1 にんじん、れんこんはみじん切りにする。ピーマンは種とわたを取り、しいたけは石づきを取り、みじん切りにする。

2 フライパンにごま油を熱して中火にし、にんじんとれんこんを炒める。油が回ったらピーマン、しいたけ、さば缶（汁ごと）を加え、ほぐしながら汁気がなくなるまで炒める。塩で味を調える。

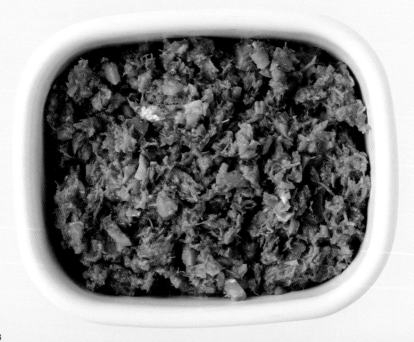

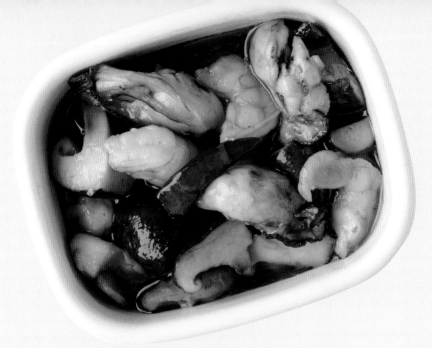

かきとえびときのこのアヒージョ

かきがぷくっと膨れたら中まで火が入った証拠です。
きのこを加えるとうま味もボリュームもアップします。パスタソースにしても。

調理時間	たんぱく質	糖質	保存
15分	24.8g	5.5g	冷蔵庫で3日

材料(2人分)

かき	10個(150g)
えび	6尾(200g)
しいたけ	5枚
にんにく	1かけ
赤唐辛子	1本
オリーブ油	100ml
塩	小さじ1/2

作り方

1 かきは塩水でよく洗い、キッチンペーパーでしっかり水気を拭く。えびは殻をむき、背わたを取り、塩水で洗い水気を拭き、食べやすい大きさに切る。しいたけは石づきを取り、4等分に切る。にんにくはつぶす。赤唐辛子は種を抜く。

2 フライパンにオリーブ油、にんにく、赤唐辛子を入れ、弱火にかけ、香りが立ったら、かきとえびを加え、4分ほど加熱する。

3 しいたけを加え、さらに2分ほど加熱し、塩を加える。

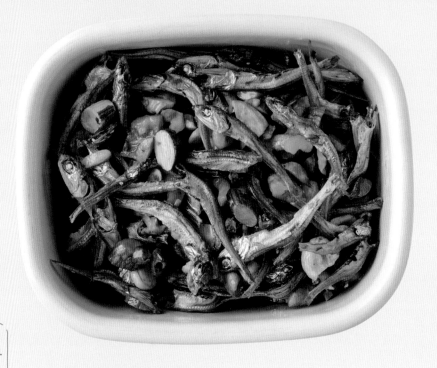

くすみ　肌荒れ　たるみ

ナッツ田作り

丸ごと食べられる煮干しを使って作ります。
カルシウム満点、おつまみやおやつ代わりにも最適です。

調理時間	たんぱく質	糖質	保存
10分	18.1g	14.3g	冷蔵庫で1カ月

材料(2人分)

食べる煮干し	40g
アーモンド	15g
くるみ	15g
カシューナッツ	15g
レモン汁	大さじ1
A しょうゆ	大さじ1
みりん	大さじ1
きび砂糖	小さじ4

作り方

1 アーモンド、くるみ、カシューナッツは粗く刻む。

2 フライパンに**A**を入れて中火にし、煮立てて細かい泡が出てきたら火を止め、**1**、煮干しを入れて混ぜ合わせ、レモン汁を加える。

3 オーブンシートを敷いたバットに**2**を広げて冷ます。

うずらといろいろ野菜の甘酢漬け

作り置き

漬け汁を長めに煮ることで酸味が飛び、まろやかな仕上がりになります。
お弁当の彩りにとても重宝します。うずらの卵は水煮がよりお手軽です。

調理時間
20分

たんぱく質
14.2g

糖質
10.1g

保存
冷蔵庫で2週間

くすみ ／ 肌荒れ ／ 吹き出物 ／ たるみ ／ アトピー

材料(2人分)

うずらの卵(水煮)	20個
パプリカ(赤・黄)	各1/4個
れんこん	50g
にんじん	1/4本
大根	100g
きゅうり	1/2本
セロリ	1/2本
A 水	150ml
白ワイン	150ml
白ワインビネガー(または米酢)	150ml
きび砂糖	大さじ2
塩	小さじ1
ローリエ	1枚
白粒こしょう	小さじ1

作り方

1 れんこんは5mm幅の輪切りにし、さっとゆでる。

2 パプリカは種とわたを取り除いて1cm幅に切る。にんじん、大根、きゅうりは、3cm幅の拍子木切りにする。セロリは筋を取り、同様に切る。

3 鍋にAを入れて強火にかけ、沸騰してから中火で5〜6分加熱して、アルコール分と酸味をしっかり飛ばす。

4 保存容器に白粒こしょう、ローリエ、1、2、うずらの卵、3を入れて、ひと晩置く。

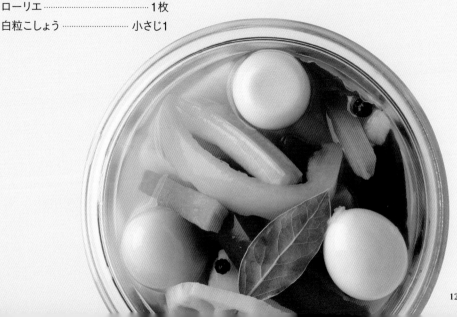

121

塩漬けきのこ

傷みがちなきのこも塩漬けにすれば日持ちがします。何種ものきのこで作ると
味に深みが増します。ポークソテーにかけたり、スープに加えたりと大活躍。

調理時間
5分

たんぱく質
5.6g

糖質
4.8g

保存
冷蔵庫で4日

材料(2人分)

しめじ ……………………… 100g
えのき ……………………… 100g
しいたけ …………………… 100g
エリンギ …………………… 100g
塩 ……………………………… 小さじ1

作り方

1 しめじは石づきを切り落としてバラバラ
にする。えのきは石づき取って3等分に
切る。しいたけは軸を切り落として薄切
りにする。エリンギは食べやすい大きさ
に手で割く。

2 大きめの鍋に多めの湯を沸かし、1を入
れて、再沸騰し始めたらたらすぐにザ
ルに上げて水気を切り、ボウルに移し、
塩を加え、軽く混ぜる。

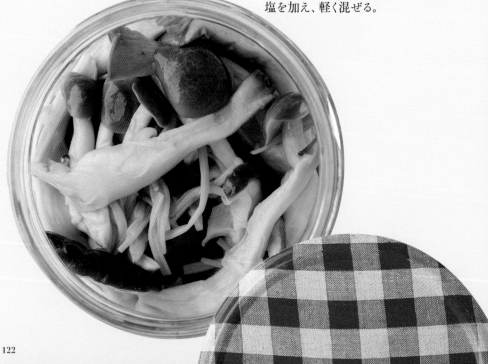

展開①

ポークソテーの
きのこソース

🕙 調理時間 10分 　たんぱく質 29.8g 　糖質 3g

材料(2人分)

塩漬けきのこ ………………………… 100g
豚肩ロース肉(豚カツ用)… 2枚(300g)
塩・こしょう ………………………… 少々
オリーブ油 ………………………… 大さじ1
しょうゆ ………………………… 小さじ1/2
紫キャベツ ………………………… 1枚
クレソン ………………………… 1/4束

作り方

1 豚肉に塩・こしょうを振る。

2 フライパンにオリーブ油を熱して中火にし、豚肉の両面をこんがり焼き、皿に盛る。

3 2のフライパンで塩漬けきのこを炒め、しょうゆで香り付けする。

4 2に3をかけ、紫キャベツ、クレソンを添える。

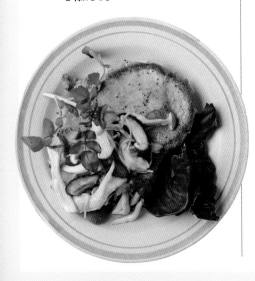

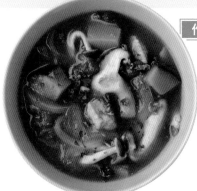

展開②

きのこのトマトスープ

🕙 調理時間 20分 　たんぱく質 14.6g 　糖質 14.1g

材料(2人分)

塩漬けきのこ ………………………… 100g
鶏むね肉 ………………………… 100g
玉ねぎ ………………………… 1/4個
かぼちゃ ………………………… 75g
A ┌ トマトの水煮缶 ………………… 1/2缶
　├ コンソメスープの素 ………… 1/2個
　└ 酒 ………………………… 大さじ1
オリーブ油 ………………………… 大さじ1/2
塩 ………………………… 小さじ1/3
こしょう ………………………… 少々
パセリのみじん切り ………………… 少々

作り方

1 玉ねぎは薄切りにする。鶏肉、かぼちゃは1.5cm角に切る。

2 鍋にオリーブ油を熱して中火にし、1を炒め、油がなじんだら、水250ml、Aを加え、強火にする。

3 ひと煮立ちしたら中火にし、かぼちゃがやわらかくなったら、塩漬けきのこを加え、塩・こしょうで味を調える。

4 器に3を盛り、パセリを散らす。

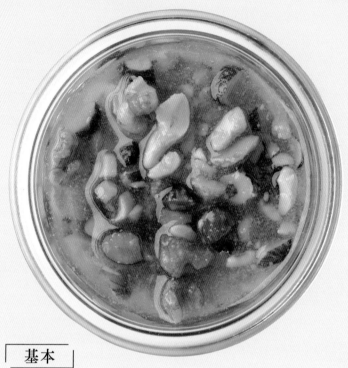

ナッツソース

コクのあるナッツソースはサラダにかけたり、ソテーした肉や魚にかけたり、
焼き野菜にもよく合います。歯ごたえもいいので食感のアクセントにもなります。
マカダミアナッツ、ヘーゼルナッツ、ピーナツなどを加えても。

調理時間	たんぱく質	糖質	保存
5分	12.1g	5.2g	冷蔵庫で1カ月

材料(2人分)

アーモンド	30g
くるみ	30g
カシューナッツ	30g
A オリーブ油	150ml
粉チーズ	大さじ3
塩	小さじ1/2

作り方

1 アーモンド、くるみ、カシューナッツは粗く刻む。

2 1とAと混ぜ合わせる。

展開① サーモンの ナッツソース

調理時間 10分　たんぱく質 24.9g　糖質 2g

材料(2人分)

ナッツソース ……………………… 大さじ4
サーモンの切り身 ……… 2切れ(200g)
塩・こしょう ……………………………… 少々
オリーブ油 …………………… 大さじ1と1/2
レモン ………………………………… 1/4個
ベビーリーフ ……………………… 1/2袋

作り方

1 サーモンに塩・こしょうを振る。

2 フライパンにオリーブ油を熱して中火にし、1を両面こんがり焼く。

3 皿に2を盛り、ナッツソースをかけ、輪切りにしたレモンとベビーリーフを添える。

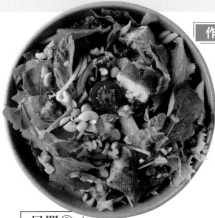

展開② グリルチキンサラダ のナッツソース

調理時間 15分　たんぱく質 29.1　糖質 7.3g

材料(2人分)

ナッツソース ……………………… 大さじ4
鶏もも肉 …………………… 1枚(300g)
塩・こしょう ……………………………… 少々
オリーブ油 …………………… 大さじ1と1/2
サニーレタス ………………………… 3枚
ルッコラ …………………………… 1束
ミニトマト …………………………… 6個
赤玉ねぎ ………………………… 1/4個
塩 …………………………………… 少々
レモン汁 ……………………………… 大さじ1

作り方

1 鶏肉に塩・こしょうを振る。

2 フライパンにオリーブ油を熱して弱火にし、1を皮目から両面こんがり焼き、食べやすい大きさに切る。

3 サニーレタスは食べやすい大きさにちぎる。ミニトマトは半分に切る。赤玉ねぎは薄切りにする。

4 器にルッコラと3を盛り、2をのせ、塩を振り、レモン汁とナッツソースをかける。

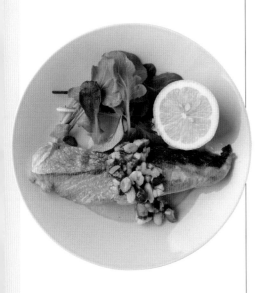

あさりと豚肉とキャベツのさっと煮

あさりのうま味がキャベツに染みて、キャベツがたっぷり食べられます。
白だしの代わりにナンプラーを入れると、エスニック味になります。

調理時間 15分	たんぱく質 14.1g	糖質 9.9g	保存 冷蔵庫で3日

材料(2人分)

あさり ……………………………… 200g
豚ロース肉しゃぶしゃぶ用 …… 100g
キャベツ ………………………… 200g
酒 ………………………………… 大さじ3
白だし ……………………………… 大さじ3

作り方

1 あさりは50度洗い（p33参照）をする。

2 キャベツは食べやすい大きさにちぎる。豚肉はさっとゆでる。

3 鍋に水400ml、白だしを入れて中火にかけ、沸騰したらキャベツを加え、フタをして1分ほど煮る。

4 1、酒を加え、フタをしてあさりの口が開くまで3〜4分加熱し、豚肉を加え、ひと煮立ちさせる。

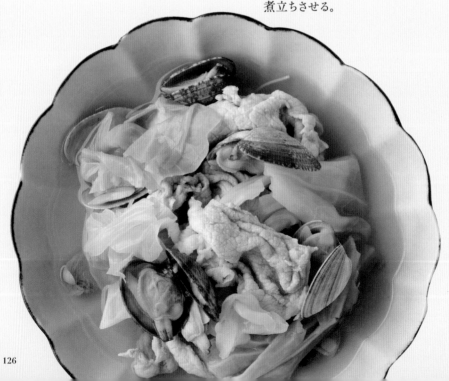

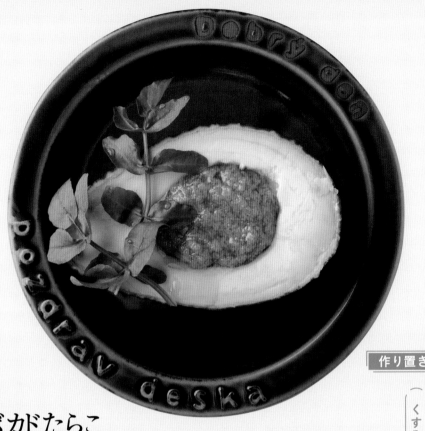

くすみ 工 肌荒れ 工 たるみ

アボカドたらこ

アボカドのくぼみにたらこペーストを入れ、スプーンで混ぜながらいただきます。
たらこペーストは、パスタ、パテ、サラダ、ソースなど使い道いろいろ。

調理時間	たんぱく質	糖質	保存
5分	10.2g	1.2g	冷蔵庫で 2 週間 (たらこペースト)

材料(2人分)

アボカド ……………………………… 1個
クレソン(あれば) ……………… 少々

〈たらこペースト〉

たらこ ……………………………… 70g
オリーブ油 ……………………… 大さじ2
レモン汁 ……………………… 小さじ2

作り方

1 アボカドは半分に切り、種を取る。たらこは薄皮を取り除く。

2 オリーブ油とたらこを混ぜ合わせ、レモン汁を加える。

3 アボカドのくぼみに2を入れる。

4 皿に3をのせ、クレソンを飾る。

127

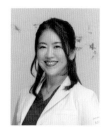

監修
武田りわ
Riwa Takeda

タケダビューティークリニック（皮膚科・美容皮膚科）院長。皮膚科専門医。オーソモレキュラー・ニュートリションドクター（OND）認定医。「美肌は人を幸せにする」を理念に、西洋医学を基礎とする美容医療に栄養医学を取り入れ、体の外側と内側からのケアを提案している。肌の老化を治すだけではなく、老けにくい健康な肌づくりが得意。日本皮膚科学会・日本臨床皮膚科医会・日本美容皮膚科学会・日本抗加齢医学会に所属。
https://tsc-h.com/

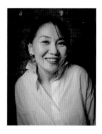

料理監修
高木あゆみ
Ayumi Takagi

逗子での料理スタジオ『AHHOUSE』を主宰。季節の野菜やハーブを使い和食、イタリアン、エスニックなどをミックスしたボーダーレスな料理を得意とする。食卓にはさまざまな国籍の料理が並び、海外向けのレシピ開発の仕事も多い。2男の母。自然を何よりも愛し自分にとっての心地よさを何よりも大切にする。
ブログ https://ahhouse.wordpress.com/

美容皮膚科医が教える
食べて美肌になる
糖質控えめご飯

2021年7月21日初版発行

著者	武田りわ
発行者	川口秀樹
発行所	株式会社三空出版（みくしゅっぱん）
	〒102-0093
	東京都千代田区平河町 2-12-2-6F-B
	TEL：03-5211-4466
	FAX：03-5211-8483
	https://mikupub.com
印刷・製本	日経印刷株式会社

© Riwa Takeda 2021
Printed in Japan ISBN 978-4-944063-77-2

撮影	よねくらりょう
装丁・デザイン	新井国悦（PEDAL DESIGN）
執筆協力	大橋美貴子
イラスト	サキザキ ナリ
撮影協力	高木啓斗
校正	竹田賢一
編集	入江弘子

協力：ナチュレライフ編集部
「自然の恵みで健康・キレイになる」をテーマに食・コスメ・情報を提供するライフスタイルブランド。可能な限り添加物を使用しない健康食品やコスメをはじめ、医師や農業法人とのコラボレーションによるハイクオリティで身体に優しい商品を展開。一方で最新の栄養学を基にした書籍の編集協力やメディアづくりも手掛ける。

ナチュレライフ	検索